サバイバルする皮膚：
思考する臓器の7億年史

东方丛书

皮肤的进化

人类诞生与繁荣的秘密

［日］传田光洋 著　　苏小楠 张景城 译

人民东方出版传媒
People's Oriental Publishing & Media

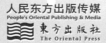

东方出版社
The Oriental Press

序　言

　　人类这种动物与其他生物相比实属有异，有的动物能够筑巢，能用语言交流的动物也不稀奇。但是，如今的人类不仅能够建造巨型都市，以超音速进行移动，甚至还能利用互联网在世界范围内分享视觉与听觉信息。

　　笔者研究皮肤差不多30年了，逐渐发现了人类皮肤特有的多种功能。如今，笔者开始思考一个问题：人类这种前所未有的动物，他们得以诞生与繁荣的原因是其皮肤吗？

　　人类的皮肤很是与众不同，甚至可以说是异常的。在镜子中，在职场上，在电车里，随处可见人类的皮肤，可谓司空见惯。可能有读者会有疑惑，人类的皮肤到底"异"在何处？

　　回答这个问题之前，我们先去看一下动物园吧。不管是狮子还是熊猫，身上都长着茂密的毛发；而大象、犀牛、河马，虽然它们身上的毛发较少，但与人类单薄的皮

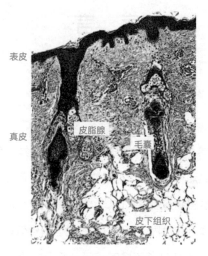

图 0-1　皮肤剖面

肤相比，它们的皮肤看上去相当厚实，厚度达数厘米。

　　我们再看看爬行类动物。像鳄鱼、蜥蜴、蛇类，它们的皮肤都由一层鳞片覆盖。尤其是鳄鱼的皮肤看上去很坚硬，实际上也正因为如此，它的皮肤经常被人们制成手提包等饰品。不过，乌龟更胜一筹，原本就被鳞片包裹着的皮肤还受到一层甲壳保护。

　　接下来，我们再瞧瞧企鹅、火烈鸟、猫头鹰等鸟类。它们全身被羽毛覆盖，但脚上的皮肤仍可见鳞片。所以近来也有人认为，鸟类的祖先是同为爬行动物的恐龙。

最后，我们观察一下哺乳动物。不管是与属于灵长类的猴类相比，还是和其中与人类更为接近的类人猿（如大猩猩、黑猩猩等）相比，人类的皮肤都可谓特异——体毛全无，皮肤的表面直接暴露在环境中，暴露在体外的世界。一般认为，人类的体毛消失于大约120万年前。从那时起，失去体毛的人类祖先的皮肤便开始与环境和体外的世界直接接触。

笔者认为，得益于这种特异的皮肤，人类的大脑完成了与其他动物迥然不同的进化：从失去体毛的时候开始，人脑的容量就在一直扩充。最终，拥有表皮和大脑这两套信息处理装置的人类能够完成其他动物无法实现的创造。

人类将皮肤直接与环境和体外的世界接触，也就是说，皮肤是人类划分世界与自我的边界。其中，位于皮肤的最表层且厚度仅有0.06毫米至0.2毫米的组织被称为表皮，它承担了保护人体生命的屏障功能，能够经常更新。在表皮的最外面，还形成了一层由死去的细胞和填补其间隙的脂质构成的薄膜，厚度仅有百分之一毫米，它被称为角层或角质层。角质层与相同厚度的塑料相比，拥有同样的防水性，多亏了它，我们才能保持体内水分不向外流而平安地活着。这项机能也在进化的过程中不断提高，比人类的近亲尼安德特人更为优越[1-3]。

另外，防御体外的病原体、细菌、病毒等有害物质的免疫系统，其第一线也分布于皮肤的表皮之上。一般认为，免疫系统能够识别自我与非自我。而表皮明确划分了一个人是与他人相区别的独立存在。这套免疫系统也随着人类的进化变得愈加精密。在哺乳动物中，会患上因免疫系统异常而导致的痛风的动物，既有作为类人猿的大猩猩、黑猩猩，还有人类[4]。于是我们可以推断，人类的免疫系统中存在由类人猿、尼安德特人进化而来的痕迹[5, 6]。

心理学家克劳迪娅·本汀博士（Claudia Benthien）主张，在17世纪之前，皮肤一直是一种人类表达的隐喻。确实，直到今天，东方医学一直秉持一套类似的方法论，即身体状况是一种反映在皮肤上的现象，通过观察人的脸色、舌头的状况，或者触摸手腕的脉搏来作出诊断。日语之中还有诸如"あの人は学者肌だ"（那个人是个老学究）、"肌が合わない"（脾性不和）等表达，这些都显示出皮肤与个人性格之间存在某种关联。公司的前辈也会对刚刚分配到销售部门的新员工说："場に行って、お客様の気持ちを肌で感じてこい！"（快去现场，亲身感受顾客所感，倾听顾客所想！）

　　在18世纪之后的欧洲，随着解剖学、临床医学的发展，人们开始认为：人类生命和生活的维持依靠的是体内的脏器，而皮肤仅仅是身体的界限，反而掩藏了维持生命的脏器（《肌肤：文学史—身体图像—界限话语》，暂无中译本）。现代英语中的"skin-deep"一词即是"肤浅"的意思，而"skin game"一词则是指"骗人的把戏"。由此可见，皮肤已经沦落为本身无任何意义，甚至会掩盖

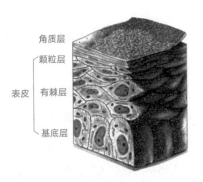

图0-2　表皮的构造模式

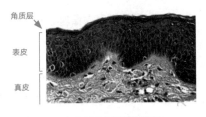

图0-3　皮肤剖面的显微镜照片

重要事物而徒有虚表的代名词。

仅在30多年前，人们还一直认为：表皮的功能仅仅是形成角质层；承担触觉功能的装置（相当于捕捉压力、震动以及受伤时的痛感的感应器）深藏在真皮的神经末端；而感知温度、酸性物质和刺激物的装置则深藏在表皮的神经纤维（自由神经末梢）之中。因此人们深信：压力、震动、温度以及刺激物的感知，必须经由脊髓到达大脑皮层才有效果。

但实际上，人类皮肤表皮的作用远不止防御机能。进入21世纪人们才明白，原来表皮可以感知周围世界的各种情况，如温度、气压、含氧量、电场、磁场、声音、颜色、气味分子等[7]。换言之，表皮里含有触觉、视觉、听觉、嗅觉和味觉。与眼、耳、鼻、舌不同，人类的皮肤能够捕捉人所感知到的大部分情况。

皮肤里甚至还存在可以处理信息的结构。所谓处理信息，即筛选从体外获得的庞大信息，从中选出重要部分进行组合，最后发送作为结果的信息。其中最为困难的当数"筛选"这一环节。在当今这个互联网时代，信息积累带来的"渊博"失去了价值。即使我们布置一项让小学生论述构造主义的作业，如果是能够大概理解文章脉络的优等生,他们只需上网检索再复制粘贴,就能"写出"一篇小论文。这就是说,如今的"聪明人"不再只是知识渊博,他们还能从知识当中遴选自己需要的信息,并提出新的见解和看法。所以从这个层面来看,人类的表皮也实属优秀吧。

之后,大脑会将从全身收集到的信息与以往经验所获得的记忆(即学习成果)进行组合,再把对生存有利的信息传遍全身,以此来引导人类的行动。在这个过程中,人脑的神经细胞会有两种生物电现象,一种叫作"兴奋",一种叫作"抑制"。上述这套信息处理过程的基础就是这两种生物电现象,可谓非常简洁。人脑的神经细胞由众多路径相互联系,"兴奋"与"抑制"两种现象在其中此起彼伏。这就是大脑进行信息处理的实际状态。

脑细胞的"兴奋"与"抑制"依靠一种叫作"受体"的开关。作用于兴奋开关的物质有乙酰胆碱、谷氨酸等;起抑制作用的则是 γ-氨基丁酸、甘氨酸等物质。脑科学书籍中经常出现的血清素、多巴胺、褪黑素等物质也会引起"兴奋"与"抑制"。这些物质统称为"信息递质"。

到了21世纪初人们才明白,这些信息递质以及由此驱动的开关(受体)大部分存在于表皮,更详细地说,是位于构成表皮的角化细胞之中。而角化细胞里也存在"兴奋"与"抑制"这两种生物电现象[8]。

一般认为，大脑在处理信息时，其内外所有部位都会同时出现生物电现象，在它们的相互作用之下，大脑的信息处理得以不断进行。为了验证这一点，有人曾经将构成表皮的角化细胞放置于培养皿中培养，对其给予刺激之后可以观察到同时发生的令人眼花缭乱的变化。近年，某份研究报告显示，当我们用指尖触碰某物时，皮肤会首先识别其大概的形状到某个程度，之后会再将结果送至大脑[9]。除此之外，该研究还证明了，有时仅仅刺激一下表皮的角化细胞就会引起痛感[10]。

大脑的功能不仅有信息处理，还能基于处理完的信息对全身作出指令。当身处危险或感到不安时，我们会产生心理压力。在这种情况下，最好减少能量的消耗，尽量不去活动才是安全的。大脑会命令肾上腺合成并释放压力荷尔蒙和皮质醇。而血液中的皮质醇含量上升会让人产生困意，变得疲倦，这是大脑让人们暂时保持镇静的信号。同时，免疫系统也会开始驱逐病原菌来遏制某些炎症。所以，在抑制像过敏性皮炎、花粉症等由免疫系统过度运转导致的炎症之时，人们会使用与皮质醇作用相似的类固醇药物。

　　当表皮暴露在干燥环境下，皮肤的表皮就会合成并释放皮质醇[11]。进一步说，当大脑和表皮感到有压力时，都会各自合成并释放压力荷尔蒙与皮质醇。其目的可能是遏制由干燥带来的炎症。这一点，笔者会在后文详述。目前也有人猜测，表皮的皮质醇可能会对大脑和人的情绪产生影响。

　　其实，除了压力荷尔蒙、皮质醇，由大脑合成且能调整人类全身状态的物质被统称为"激素"，大多数都可以在表皮的角质层细胞中合成。进入21世纪之后，被人们广泛讨论的催产素就是其中一员。这是一种自古以来就被人们知晓的激素，当婴儿吸吮母亲的乳头时，母亲的大脑就会释放它去分泌母乳。在分娩的时候，催产素还会作为阵痛促进剂去帮助孕妇生产。

　　催产素还可以作用于人与人的信赖感意识，比如人们在接受按摩时，血液中的催产素浓度就会上升。直接静脉注射催产素可以缓解人的精神不安。一直以来人们都认为，按摩身体所带来的刺激会传递到大脑，大脑由此合成并释放催产素。但现在我们已经证明，表皮在受到刺激时，也会随之释放催产素。如此一来，我们便无法辨别按摩时给人带来放松感的催产素究竟是由大脑释放的，还是由皮肤释放的。此处有必要说明一下，"催产素"只是化合物的名称，其合成的源头与效果没有关系。

总之，人类的皮肤可以感知人类拥有的一切感觉，比依靠眼、耳、鼻、舌感受到的信息更为丰富，而且有可能在得到信息之后会经过处理再送至大脑。另外，像大脑对全身下达指令一样，皮肤还有可能根据这些信息，通过某些激素将其他的指令送达全身，甚至还会将来自表皮的指令传到大脑。如此想来，对表皮的刺激可能也会作用到人类的意识与无意识，人类的判断及情感变化大概与皮肤、表皮都有着密切的联系吧。其实，有不少心理实验也已证实，轻微刺激皮肤的确会影响到人脑的判断。

在本书中，笔者首先从生命出现在地球之时开始回顾"皮肤"的进化之路。在这一过程中，我们可以了解到，地球几经巨变，对生物来说，皮肤在维持生存上一直发挥着重要的作用。之后，我们还将谈论120万年前出现的"裸露的皮肤"究竟给人类带来了什么。是皮肤造就了人类吗？笔者相信，这些反思会将光明投向人类的未来。

目 录

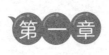

第一章

出现

——

创造生命的皮肤

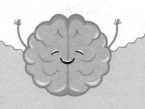

何为生命

　　一般认为，最早的生命痕迹大约出现在40亿年前，但这"生命痕迹"究竟为何物，一直以来都存在争议。有人怀疑那痕迹是化石，有人怀疑那痕迹是矿石结晶等偶然的合成物，还有人怀疑年代的测算方法有问题。

　　我们来看一个例子。2017年某论文称，在加拿大发现了一块43亿～38亿年前的化石[1]。说起原始生物，首先就是单细胞。这是一种仅靠单个细胞组成的生物，自然体积极小，因此人们将古老的化石制成薄片，用显微镜才能观察到它们。在显微镜下，单细胞呈现出圆形构造，大小只有一毫米的十分之一。分析其成分后人们发现，其中含有碳元素、磷元素，有的还含有氧化铁（一种铁锈），且以管状构造呈现。

　　为什么说这些元素是生命的痕迹呢？到底我们该如何定义生命呢？在这里，我们要先说明这两个问题。

　　小到细菌大到人类，构成生命的元素当中，最多的就

皮肤的进化：人类诞生与繁荣的秘密

是碳元素，氢元素和氮元素也不可或缺。磷元素是所有生命体中都含有的一种元素，当生物死后，就会从生物体内释放。

言归正传，对这块在加拿大出土的"最古老的化石"，有的人提出过反对意见。年龄超过30亿年的化石究竟是什么样子？让我们以这块化石为例，继续说明为什么有人断定它是最古老的。

其实，存在至今的最古老生物是被称为"原核生物"的细菌，它们拥有含磷脂质（磷脂）形成的细胞膜，细胞膜中含有基因。而合成脂质的元素就是碳、氢、氧。由于其拥有类似圆形的构造，以及元素碳和磷，因此人们自然就会判断这可能是远古时期的细菌。

换句话说，细菌这种最古老的、结构最为简单的生物，其基本构造就是由磷脂形成的细胞膜和被其包裹着的基因。这些是基础，除此之外，其内部还有蛋白质形成的"零件"。不过最重要的是细胞膜包裹着的空间，这其中既有细菌的"移动装置"，还有吸收营养物质及排除代谢废物的"装置"。其实，任何细菌、任何单细胞生物都有"被细胞膜包裹着的空间"。

这里，我们再说一下病毒。病毒比细菌还要微小，其基本构造就是基因，因此能够增殖。但与细菌不同的是，病毒虽然拥有脂质膜与蛋白质外壳，但其中的"零件"只有基因，没有任何从外部吸收营养物质的构造。它们会寄生在其他生物上，将基因送入其中，利用宿主的细胞系统进行自我复制。病毒是生物还是非生物，这一点众说纷纭。虽然自我增殖算是生物性的一种特征，但病毒内部含有形成结晶体的物质，离开宿主后，病毒就像矿物质一样，毫无生命活动。

　　笔者认为病毒是非生物。关于病毒的起源说法不一，最近有这样一个广为人知的假说：先有了一些细菌，病毒就是由其基因构成的。也就是说，病毒的构造比细菌的构造更为简单。细菌是地球上最早出现的生命，之后演化为各种动植物。而所有的这些生物都有一个共同点：不管是膜、皮还是皮肤，虽然种类各异，但都覆盖了它们各自的全身。换言之，我们可以认为由膜划分空间而形成的封闭小空间是生物的最早形态。病毒虽然也有外壳，但这些外壳在病毒增殖的时候毫无作用。

　　笔者认为，所有生物都能通过膜与体外进行物质、能量、信息的交换，并由这层膜包裹全身以维持形态的稳定，而且生物还具有繁衍子孙或自我复制的能力。笔者基于此断定病毒不是生物。从这个定义来综观地球上的生物，我们可以发现没有生物能够脱离这个定义。

　　细菌的皮肤就是细胞膜，所以笔者推测生命的诞生是因为先有了"皮肤"。

多细胞生物的出现
——感觉器布满全身

　　正如"最古老的生命"引来了各种发现与争议一样，围绕"最古老的多细胞生物"——平时我们肉眼可见的，由多个、分化的细胞组成的生物体，也有了众多发现。接来下，笔者就介绍一下自己目前所了解的关于"最古老的多生物细胞化石"的报告。这些报告均发表于学术期刊，值得信赖。

　　位于非洲南部某地的一块24亿年前的熔岩中，人们在一团0.5毫米的气泡里发现了类似细线缠绕状的生物遗骸。经断定，这是最古老的菌类，也是霉菌、菇类的祖先，曾经生活在远古海洋的海底火山的裂口处[2]。

　　在西非国家加蓬，科学家们从21亿年前的地层中发现了一块表面平坦的化石，大小为0.7～12厘米。笔者推断，这可能是一种像木耳一样的生物。虽然没有发现细胞膜的构造，但在之后的化学解析中检测出了细胞膜中含有固醇类物质的痕迹[3]。一般来说，广泛存在于动物细胞膜中的是胆固醇，存在于植物细胞膜中的则是植物固醇。但这篇报告并没有对这方面作出区分，因此这块化石中的生物究竟是动物还是植物，我们无从知晓。

此外，人们在印度某海域的红藻、海苔中发现过红褐色的藻类化石，距今已有16亿年的历史，可以说这是一块很明显的多细胞生物化石。在显微镜观察之下，可以清晰地发现细胞相连构成的筒状结构[4]。这也是判断其为藻类化石的依据。

直到约7亿年前，拥有由多个细胞组成的大型身体的动物终于出现了，还出现了能够进行光合作用的藻类。在此之前，地球上的氧气较为稀少，而蓝藻等具有光合作用机能的生物能够利用水和二氧化碳生成氧气。可以说，光合作用生物的繁荣带来了大量氧气，为吸收水和氧气、排出二氧化碳的现代动物提供了生存的环境基础。从进化论的角度来说，依靠水和氧气生存的生物由此出现并开始繁荣。

蓝藻的痕迹在全世界都有发现。而叠层石，一种带有条纹状花纹的岩石，它的形成也与蓝藻息息相关。蓝藻在海底进行光合作用，产生氧气，此时海水中富含的铁离子就会形成氧化铁（也就是铁锈）。这些氧化铁粒子不断沉淀的同时，蓝藻会再次开始光合作用，继而再次产生氧化铁沉淀，如此循环往复就会形成层状构造。这些沉淀物（如图1-1所示27亿年前的叠层石）在漫长岁月的洗礼之下，其含有的铁、氧化铁、石英结晶等物质不断胶结，最终形成化石。

2012年，在非洲西南部纳米比亚发现了疑似最古老的动物化石，当时被命名为"Otavia antiqua"。研究人员认为，这些从7.6亿年前的地层中挖掘出来的化石很可能是一种海绵样的动物[5]。它们的残骸表面上布满了细小的孔洞，早已与岩石融为一体。

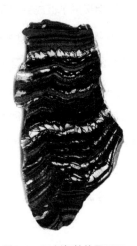

图1-1 27亿年前的叠层石

7亿年前出现了皮肤的雏形

　　有人推测，大约距今7亿年前，出现了体型较大的多细胞动物。而分子生物学又证明，人类的表皮构造，特别是与其防御功能、创伤愈合功能相关的基因也形成于7亿年前[6]。对多细胞生物而言，隔绝了身体与外界环境的表皮在其进化初始阶段是极为重要的条件。由此，可以确定这个时期形成了促成各种多细胞生物诞生的基础。

　　这些多细胞生物的年代和物种之所以一直无法得到准确判断是因为它们没有残留的化石。贝类拥有甲壳，虾蟹类拥有覆盖全身的外壳，动物拥有骨架，它们都能够以化石的形态留下残骸。但当时以浮游形式存在的多细胞生物却难以做到这点。当我们漫步在秋季的沙滩上时，经常能看到海浪拍打岸边带上来的贝类和虾蟹类的残片，却很少见到浮游生物的残迹。

　　原来，这些浮游生物一点点地渗透到了细沙和稳定的土层中，又被一层层的沙粒和土壤覆盖。否则，这些身体柔软的生物就无法形成化石被保存下来。世界各地都发现过疑似动物的化石，但究竟是何物种，也还是不得而知。

人们发现过一些疑似原始动物的完整化石。在澳大利亚南部阿德莱德地区附近的一座名叫埃迪卡拉（Ediacara）的山丘，发掘出了一些有条纹的扁平状化石，距今已有5.5亿～6亿年的历史。但它们是像香菇一样的菌类？还是像海藻一样的植物？抑或是像浮游生物一样的动物？专家们对此众说纷纭。终于在前不久，从化石中检测到了动物含有的胆固醇，才确定是动物[7]。

笔者认为，在距今约7亿年前，就已经存在像浮游生物一样轻盈柔软的生物。之所以这么认为会在后文详谈。总之，从5.4亿年前开始，如同"寒武纪大爆发"（Cambrian Explosion）字面意思一样，出现了当今生物的祖先。但多种多样的生物并不是一下子出现的。我们可以想象一下，在数亿年的时间里，一群群难以形成化石的生物在远古的海洋里一直飘荡。

在生存至今的多细胞生物中，构造最简单的是一种名叫"丝盘虫"的动物，既没有神经系统也没有内脏，但是有表皮。这种动物最大也不过1厘米左右，呈扁平状，依附于岩石或海藻上生存。它们身体上的表皮（上皮细胞），能够吸附的一侧布满了用于蠕动的鞭毛，体内有分泌消化酶的细胞，是一种只有皮肤和消化器官的生物。基因检测结果显示，丝盘虫还含有许多动物（包括人类）的基因信息，如基因控性、信息遗传等[8]，因此丝盘虫有可能是最古老的多细胞生物。但由于其柔软偏平且微小的身体构造，无法找到作为该证据的化石。

人们普遍认为，在如今生存的多细胞生物中，拥有感觉系统和神经系统的最古老的动物是水母和海葵。水母没有大脑，全身神经网络呈网目状分布，感觉系统分布在身体表面，可以感知水流、温度、酸碱性、有无猎物等有关生存的信息。因为这些信息存在于体外，所以感知这些信息的机能必须是与体外接触的"皮肤"。

各种各样的感觉器官，以及能够区分周围信息（如压力、温度、光线、有害物体，或是像食物那样的有益物体、成分）的装置很有可能都是形成于这个时期。说到单细胞生物，其相当于皮肤的细胞膜中含有感觉机能；而由众多细胞构成的动物拥有表皮，其表皮中如果没有感觉机能，它们就无法感知环境的变化。

笔者认为，这些机能在进一步的进化中，逐步发展成了触觉、嗅觉、味觉、听觉以及视觉。

全副武装的生物
——三叶虫、海百合、鹦鹉螺

　　著名的"寒武纪生物大爆炸"开启了一个各种动物登场的时代。但是笔者认为，在此之前已经存在许多动物，比如这个时期出现了拥有坚硬甲壳的动物。它们是虾蟹、昆虫、蜘蛛等全身覆盖甲壳质外壳的生物的先祖，被称为节足动物。我们观察蝉的空壳，就能明白它们是如何从肢体末端到尾部再到眼部被外壳裹得严严实实；再回想一下吃螃蟹和龙虾的时候，就能想象这些节足动物的外壳是何等坚硬。

　　斯蒂芬·杰·古尔德（Stephen Jay Gould）博士的作品《奇妙的生命》（傅强译，江苏科学技术出版社）曾掀起一阵

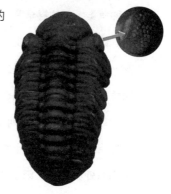

图1-2 三叶虫的复眼

潮流。在书中，令人印象深刻的当数三叶虫。在世界各地都发现过它的化石。这种生物生活在距今5.4亿～2.5亿年前的古生代时期，是该时期的代表性动物。除了三叶虫，这个时期还出现过许多节足动物，它们都拥有甲壳，所以容易形成化石保存下来，人们得以据此推测出这个时期出现了"生物大爆发"。

不过，这个时期出现的生物不只有被甲壳全副武装的节足动物。被认为是鱼类祖先的动物——昆明鱼（Myllokunmingia）也出现在这个时期。昆明鱼虽然看上去有眼睛，但实际上眼睛能否发挥作用，人们至今仍不得而知。不过，昆明鱼有脊索（类似于人类的脊髓）这一点是得到公认的[9]。在之后的时期里，这种动物逐渐演化成各种鱼类，有的甚至登上陆地，或是进化成像山椒鱼、蝾螈、青蛙一样的两栖类，或是进化成蜥蜴、蛇、乌龟、恐龙一样的爬行类，或是进化成鸟类和哺乳类。可以说，昆明鱼是包括人类在内的多种动物的祖先。

笔者认为这个时期出现了两种拥有不同生存战略的动物系统。一种是在上文介绍过的动物，它们有的全身由甲壳质外壳覆盖，随后进化成虾、蟹、蜘蛛等节足动物；有的演变成像海胆、海星一样被坚硬的外壳包裹住全身的棘皮动物，以及最初背负着外壳的贝类、乌贼、章鱼等软体动物。从寒武纪生物大爆炸时期的地层中发掘出的化石里，就有类似棘皮动物和软体动物的祖先。而另一种则是大多数脊椎动物的祖先，它们拥有脊索这种贯穿全身的神经系统，反而不用外壳去覆盖全身。

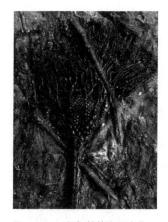

图 1-3 4.3亿年前的海百合化石

实际上，生物为了生存各显神通，我们以"皮肤"为线索去展开思考，可以看到它们各自演化的倾向。

首先，我们来看看节足动物。全身被甲壳包裹，这意味着它们放弃了用皮肤感觉，用身体的表面去感知外界事物，取而代之的是它们发达的视觉和感知触觉的触角。蝗虫、蜻蜓等昆虫拥有复眼这种由大量微小的视觉装置集合而成的感知器官。其实，早在远古时期的三叶虫就已经进化出复眼，不仅如此，它们还拥有触角，可以说采取了用这些器官去了解外界信息的生存战略。

　　棘皮动物的外壳比节足动
物更为坚硬，海胆甚至还演
化出了尖刺。得益于这些
坚甲保护身体，它们很少
受到攻击，也无须逃跑，
所以行动迟缓；海参虽然外
表黏滑，但其皮肤里含有无数
骨片，就像穿上了防弹背心一样。不

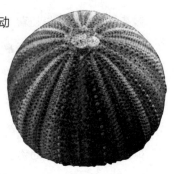

图1-4　海胆外壳

过，棘皮动物没有像节足动物一样的发达视觉，比如海
胆、海星只能依靠甲壳间伸出的触手去接触外界。尽管
比节足动物更加全副武装，但棘皮动物与外界的交流和
对外界的感知远逊于节足动物，就算遭到敌人的攻击，
也只是依靠其强大的防御一动不动罢了。可以说，棘皮
动物既没有必要时刻敏锐地察觉周围的环境变化，也没
有必要根据这些变化作出灵敏的反应。当然，也有可能
是因为节足动物无法在短时间内处理和判断来自外界的
信息再作出反应吧。毕竟，昆虫拥有由100万个神经细
胞组成的大脑，而棘皮动物却连神经细胞的集合体都没
有。即便如此，出现在5亿年之前的棘皮动物海百合，作
为古生代时期（5.4亿~2.5亿年前）的代表性动物也依然

生存在现代的深海之中；海胆和海星也依旧保持生存繁衍，在日本的大部分海岸随处可见。总之，棘皮动物的这种"全副武装＋无脑"的生存战略不得不说是一种有利其自身的选择。

作为旁证，我们可以发现棘皮动物无一生活在淡水里。而海绵和水母能生活在淡水中，说明有些节足动物和软体动物生活在淡水里。原本生活在海洋中的动物为了移居到淡水环境，就必须改变自身的生理机能，以至于淡水中出现了新的物种。之所以做到这一步，是因为海洋中的生存竞争日益激烈，部分生物不得不移居到淡水这一新的世界。从这一点来看，对棘皮动物来说，生存的竞争并没有那么激烈，自己仍然可以在几亿年间一直只生活在海洋里。

接下来，我们再来看看另一种选择用甲壳保护身体的动物——软体动物，包括大部分的贝类以及乌贼、章鱼、海兔、蛞蝓。除了贝类，软体动物都将柔软的身体暴露在外界，但其实它们原本也被外壳覆盖。人们从5.3亿年前的地层之中发现了疑似软体动物的祖先[10]。这种原始动物像头上披着盘子般的外壳的蛞蝓，全身覆盖着一层刺，很有可能是当今贝类的原型。另外，在同一时期的地层里还发现了一种未知动物的化石，它拥有卷贝形状的外壳，被命名为"Aldanella"。

　　一般认为，乌贼、章鱼、海兔、蛞蝓的祖先最初是有外壳的，只不过后来在演化中消失了。实际上，在海兔、蛞蝓的体内仍然保留着类似外壳的坚硬组织。当然，有假说就必然有反对。在加拿大的伯吉斯页岩（Burgess Shale Formation）里发现的一种被命名为普特莱克斯（Nectocaris pteryx）的动物就被认为是软体动物的直系祖先[11]，但笔者认为还不能得出这样的结论。因为如今没有外壳的动物的化石还是比较罕见的，这一点在前文中也有提及。

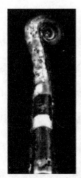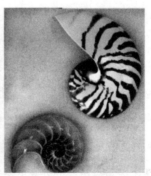

图1-5　奥陶纪时期的头足类化石（左）与现在的鹦鹉螺（右）

不过，在4.9亿~4.4亿年前（古生代奥陶纪），出现过不少拥有较长甲壳的头足类动物。生存至今的鹦鹉螺就是从该类动物（非直系祖先）的演变中诞生的，曾在2.5亿~6500万年前（中生代）繁盛一时的菊石也是如此。所以有人就认为，像乌贼、章鱼一样在演化中蜕掉了外壳的头足类动物是出自与鹦鹉螺、菊石同源的远古物种，这一说法也是如今的主流观点。

之后，笔者会再就乌贼、章鱼在进化中丢掉外壳，以及由此对它们带来了何种影响这两个问题展开正式探讨。

演化出脊索的文昌鱼

目前为止我们所探讨的动物都选择了用外壳防御身体这一生存战略。但也有动物反而蜕去了外壳，它们的子孙就进化成了如今的鱼类、两栖类、爬行类、鸟类、哺乳类等脊椎动物。

一般认为，原始的脊椎动物最初就是将皮肤暴露在外界的。在生存至今的动物当中，文昌鱼（Branchiostoma）这种尚未演化出视觉和骨骼的动物，一直被认为是最原始的脊椎动物的模型。它们没有鳞片，像水母一样拥有分布在体表的感觉器，不过不同的是，水母的网状神经网络发生过巨大的变化，而文昌鱼则是形成了名为"脊索"的神经棒状物。如果用树来比喻的话，脊索是树干，枝状的神经沿着这个"树干"展开，并且在顶端变粗，而这便是大脑的起源。

由神经集结在一起形成的脊索，在演化中最终被骨骼覆盖，进化成了脊髓。除了脊髓，为了支撑身体，动物们还演化出了骨骼。最初形成的是软骨，一直保持软骨形式的动物有鲨鱼、鳐鱼；之后还出现硬骨鱼，如鲷鱼、鲼鱼、鳗鱼、金鱼、海马、翻车鱼等大部分鱼类。

鱼类为了生存，开始了各自不同的战略。生存至今的最古老的鱼类是一种被称作圆口类的动物，如七鳃鳗。这种动物没有上、下颌，仅靠头部吸盘上的圆口获取食物，皮肤呈黏膜状。圆口类的动物如果在寒武纪遇到了奇虾这样的捕食者（学名Anomalocarida，节足动物，一般身长50厘米左右，拥有巨口和复眼）就只能逃之夭夭了。

到了距今4亿年前，出现了前半身被骨板覆盖的盾皮鱼（Placodermi），它们当中最大的身长能达到6米。它们靠着巨大的身躯盛极一时，可惜到了3亿年前就完全灭绝了，原因可能是其过重的甲胄吧。

同一时期，又出现了全身覆盖着坚硬鳞片的鱼类。这种生物能够在水中自由地移动，它们的鳞片含有牙釉质，与覆盖我们人类牙齿表面的成分相同。而牙釉质是生物能够演化的最坚硬的物

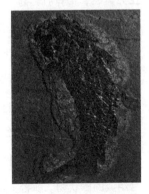

图1-6　拥有珐琅质鳞片的骨鳞鱼化石（4亿年前）

质，胜过玻璃和铁，其主要成分是钙。在之后的进化过程中，这种古代鱼类的鳞片逐渐只集中在头部，最终仅仅覆盖了牙齿的表面。可以说，我们人类的牙齿表面在4亿年前就是这种鱼类的鳞片[12]。在现存的鱼类中，作为古代鱼类生活在水族馆的雀鳝（Lepisosteidae）和鲟鱼（Sturgeon），它们的鳞片中就含有牙釉质。

还有一种被称作肉鳍类的鱼类，现存的肺鱼、空棘鱼都是其近亲。一般认为，肉鳍类的子孙会在之后登上陆地进化成两栖类[13]，这一点我们之后也会详述。这种鱼类的胸鳍含有骨骼，并且与"肩"相连，所以才能在进化中演化为前足。金鱼和秋刀鱼的胸鳍较薄，可肉鳍类的胸鳍正如其名，带有肌"肉"，仿佛只要一使劲，就能将自己全身撑起来，这种构造是实现行走的绝好条件。

每当人们发现新的化石之时，进化论中的故事都要经历一次改写，甚至引发争论。目前，学者们认为肉鳍类在演化中登上陆地，靠四脚爬行，最后进化成了人类。

谈到这里，我们稍作总结：距今约5亿年前，动物中分化出两大系统，一种身体被外壳包裹，一种拥有神经集合组成的棒状物。前者主要靠昆虫长盛不衰，后者主要有两栖类、爬行类、鸟类、哺乳类，皆生存至今。

向陆地进发的动物
——两栖类演化出角质层

当海洋中有限的生存空间被繁多的动物占据之后逐渐饱和，有些生物就开始寻求新的栖息地。虽然大陆早已存在，但生物诞生于海洋，又进化于海洋，它们用于维持生存的体内系统就是为了适应海洋环境而演化出来的。然而离开海水，将身体暴露在空气中并不是一件易事。想要在陆地上生存，就不得不一直维持身体中的水分，这一必要条件也延续到了人类身上。

一般认为，最早登上陆地的是植物。人们曾发现约4.6亿年前的"孢子"化石，外形像如今的苔类；还发现过4亿年前的拥有叶状构造的化石。也就是说，从那时起，地球上陆续出现了各种陆生植物。

而最早登上陆地的动物是身体被甲壳覆盖的节足动物，尤其是昆虫，其中包括蜘蛛、蝎子、鼠妇等小型生物。它们的身体上覆盖一层甲壳，有利于在陆地生存时维持身体内的水分。

大约在4亿年前，像山椒鱼一样的两栖类动物开始向陆地进发。从这时开始出现了一种名为角质层的构造。角质层研究的权威人士田上八朗博士这样形容皮肤：表面像薯片一样并不平坦，其中的沟壑填满了死亡的细胞。(《皮肤的医学》，中公新书) 而这些死亡的细胞不断堆积的产物就是角质层。两栖类动物登陆后出现的恐龙、蜥蜴、蛇类、乌龟等爬虫类，以及随后出现的鸟类、哺乳类，它们的皮肤表面无一没有角质层。总之，对于没有选择用外壳覆盖身体的动物来说，角质层就是维持体内水分而在皮肤表皮构筑的一种防水物质。

最初登陆的两栖类动物的角质层其实很薄，离开水环境，维持身体水分对它们来说是一件难事。所以即使到了现在，山椒鱼、蝾螈以及大部分蛙类也依旧生活在水边；而不生活在水边的蛙类，如生活在美洲大陆中部和南部高树上的树蛙和生活在有干湿季地区的雨蛙，前者选择将全身涂满油脂，后者选择在地下休眠，并且在休眠前会在身体周围形成一个巨大且有黏性的"茧"来保护自己不受伤害。

两栖类之后，爬行类动物开始出现在陆地上。它们的皮肤被结实的鳞片保护，十分适应陆地的干燥环境，产出的卵具有坚韧且能防止干燥的卵壳，这些都有助于爬行类动物摆脱对水环境的依赖。说到产卵，一般的蛙卵像木薯粉一样有一层柔软的黏膜，只能在水中才能保持形态，而林蛙（Rhacophorus Arboreus）在树枝上产的卵虽然看上去吹弹可破，但实际上其外表被防止干燥的黏液保护，真可谓煞费苦心。

得益于被坚甲保护的耐旱的皮肤和卵壳，爬行类动物开始繁荣。从2.5亿年前到6000万年前，在这近2亿年时间里（中生代），以恐龙为代表的爬行类动物时代一直延续着。

虽然皮肤这种柔软的组织不容易形成化石被保留下来，但在这个时期的恐龙当中，就出现过后背覆盖着坚甲一样的骨板的甲龙（Ankylosaurus）和丹佛龙（Edmontonia）。这类恐龙的皮肤可以说非常厚重。人们认为，与恐龙丰富的种类一样，恐龙皮肤的构造和厚度也各有不同。

哺乳类中的大象和犀牛，它们的皮肤厚度为1～2.5厘米，可为厚矣。令人意外的是，最近发布的资料显示，食草龙鸭嘴龙（学名Hadrosaurs，体长约9米）的皮肤

只有3毫米厚，其中含有
氧化铁、方解石、硅酸矿
物质。假如这些物质并不
是恐龙死后附着上去的，
而是它们活着的时候就一
直存在的话，鸭嘴龙的皮
肤有可能也被一层组织覆
盖，而且是如在前文介绍
过的远古鱼鳞片中的牙釉
质一样坚硬[14]。

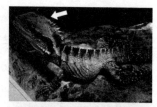

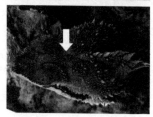

图1-7　澳大利亚长鬣蜥

　　之所以如此推断，还是因为皮肤这种柔软的组织难
以形成化石保留，即使形成了化石，也会发生各种化学反
应；即使发现了颇有意思的结晶和构造，也不能百分百断
定这些是动物们生前就有的。最近，人们又发现了1.5亿
年前的小型恐龙化石，其尾部的部分皮肤变成了化石，从
中观察到了现今鳄鱼鳞片中含有的凸起物，约1毫米。对
鳄鱼来说，这些凸起物相当于用于了解水环境的温度和酸
碱度的感应器。由此推论，当时的这种小型恐龙的鳞片很
有可能也形成了感觉器[15]。

　　从20世纪末开始，人们还发现多种恐龙拥有像鸟类

一样的羽毛。比如在科学家的想象图中，电影《侏罗纪公园》中出现过的食肉龙迅猛龙（Velociraptor）就浑身长了厚密的羽毛，十分接近鸟类的形象。甚至还有人提出，恐龙并没有灭绝，而是进化成了鸟类。这一点也有道理。家鸡的脚趾上有被鳞片覆盖着的锋利趾甲，这与迅猛龙的脚也确有几分相似。

生存至今的爬行类动物多为变温动物，它们的血液温度、体温会随着体外环境的变化而变化。比如日本的乌龟和蜥蜴在冬天会冬眠，在微寒的春秋季节会经常在石头上晒太阳。大概也是这个原因，蜥蜴头上演化出了能够敏锐地感受光和温度的"第三只眼"。说到"三只眼的蜥蜴"，最有名的当数生活在新西兰北部的斑点楔齿蜥（Sphenodontian），它被人们称作"活化石"[16]。楔齿蜥头部也有与日本蜥蜴相似的感觉器。我们仔细观察它的头盖骨可以看到，感受器的部分带有小孔。笔者曾去纽约自然历史博物馆专门看过恐龙的头盖骨，发现也有类似的小孔。其实，这些小孔之下有一种叫作"松果体"的感光器官。哺乳类动物的头顶虽然闭合，但其中也有松果体。人类大脑深处的松果体还残留着感光功能，其作用是为了分泌保持昼夜节律的褪黑素[17]。

　　另外，恐龙之中似乎还有像哺乳类、鸟类一样的恒温动物，但它们究竟能够多大程度上应对气温的变化，这一点尚未可知[18]。

恐龙灭绝
——哺乳类动物时代的开始

终于，整个地球发生了大规模的变化。目前公认的说法为，在约6000万年之前，一颗巨型陨石突然撞击在墨西哥的尤卡坦半岛，从而引起了全球性的气候变动，以恐龙为代表的多数爬行类动物惨遭灭绝。

在这场巨变中，哺乳类动物死里逃生，成为下一个时代——新生代（约6500万年前至今）的主角。实际上，哺乳类动物出现的年代颇为久远，目前已知最早的哺乳类动物可能是在恐龙盛行的中生代初期（约2.25亿年前）就存在的隐鼠兽（Adelobasileus），其外形与现今的鼠类相似[19]。人们还推测，至今生活在澳大利亚的卵生动物鸭嘴兽——这种较为原始的哺乳类动物，其同类也是出现在中生代初期[20]。

中生代时期，大部分哺乳类动物体型较小，且多在夜间活动[21]，在恐龙看不见的地方生存着。而6600万年前恐龙灭绝后，各种哺乳类动物迅速出现。哺乳类动物的体毛与角质层相同，都由一种名叫角蛋白的蛋白质组成。哺乳类动物的趾甲、鸟类的喙、犀牛的角当中都含有角蛋白。可以说，角蛋白是角质层进化的产物。

我们纵观地球历史后可以发现：古生代时期，拥有鳞片但不起眼的鱼类登上了陆地，开创了爬行类动物的时代；在爬行类动物纵横的时代，默默无闻的哺乳类动物成为主导下一个时代的主要一员。其实，任何一个时代都有少数派，但每当发生巨变之时，它们往往会成为新时代的主角。约40亿年的地球历史中，跨越屡屡出现的巨大变动并在进化之中求得生存的就是各自时代的少数派。

恐龙消失后的世界被巨型哺乳类动物和鸟类主导。但在这个世界的某个角落里，为了躲避大型动物，又有一种不起眼的动物出现了。它们就是一直栖居在树上，猴类的同源——灵长类动物。而从它们中间将会出现人类这种史无前例的动物。

逆境求生的关键
——皮肤的进化

　　关于"皮肤"的进化，笔者从单细胞生物开始一直介绍到人类自身。多细胞生物的出现已有7亿年的时间，脊椎动物出现至今也有5亿年了，它们的形态、外形在漫长的岁月中发生了各种各样的变化。

　　最早出现的脊椎动物是鱼类，它们有的头骨坚硬，有的长有牙釉质的鳞片，还有的在约4亿年前蜕去鳞片登上陆地进化成了两栖类动物。在随后的恐龙时代，大地上、海洋里、天空中，千奇百怪的爬行类动物迎来了一段繁荣时期，它们进化出各种"利器"去保护自己的身体：或是犄角，或是尖刺，或是肉冠，或是骨板，有的甚至长出了厚密的羽毛。直到大约6000万年前，爬行类动物大部分灭绝，哺乳类动物开始四散到地球的各个角落。

　　如前文所述，最初的哺乳类动物是外表像小型鼠类的一种动物，但它们在陆地上逐渐衍生出了各种比如今的大象还庞大的巨型动物。其中有的再次返回了海洋，成为如今的海豚和鲸鱼；有的则像蝙蝠那样飞向了天空。而海豚、鲸鱼以及蝙蝠的祖先都是5000万年前至4000万年前出现的[22, 23]。尤其是在大型爬行类动物灭绝后，哺乳类动物迅速地向海洋和天空进发。如今，哺乳类动物的皮肤也是千姿百态。比如犀牛的皮肤像盔甲一般坚硬；生活在海洋里的海豚和鲸鱼则没有体毛，进化出了有利于在水中快速移动的皮肤。

　　回顾这5亿年的时间，我们可以说，脊椎动物的皮肤在应对自身的生存环境时，完成了所有类型的变化。虽然如此，它们身体的基本构造却没有发生大的改变，大概最大的变化就是由鳃呼吸演变为由肺呼吸。蛙类、山椒鱼等两栖类动物的体内有心脏、肺、背骨、大脑，它们的神经系统和循环系统——心脏发生了变化。但从工学角度来看，它们的身体结构并没有发生大的变化。5亿多年前选择了其他生存方式的昆虫和虾蟹等节足动物，诸如海胆和海星那样的棘皮动物，以及像贝类、乌贼、章鱼那样的软体动物，与这三者相比，脊椎动物用来呼吸和摄取营养的基本身体结构在5亿年间几乎没有发生变化。

　　当我们遥望脊椎动物的兴亡盛衰之时会发现，其生存状态与外形的多样性都是由骨骼和皮肤的变化决定的。动物们为了在各种各样的环境中求生，首先会让自己的皮肤去适应该环境，这一点在进化过程中尤为重要。与呼吸系统以及摄取营养、向全身分配营养等体内的代谢系统相比，皮肤的进化速度可谓快矣。

下一章，我们来看看人类——智人（Homo sapiens）。

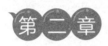

奇策

———

被解放的皮肤

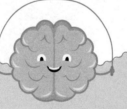

走出非洲

　　据说人类的祖先是在非洲诞生的。关于这方面的研究，不断有新的学说出现。从目前可信的观点来看，我们大概可知：最初，开始能用双腿行走的阿法南方古猿（Australopithecus Afarensis）于390万～290万年前在非洲出现；其后出现的是直立人（Homo erectus），它们曾经在世界各地都有发现，因此叫法不一，比如印度尼西亚的爪哇猿人（Pithecanthropus erectus）、中国的北京猿人（Homo erectus pekinensis）等，如今都统称为"直立人"。这些古人类走出非洲，四散到了亚欧大陆各地。

　　大概是40年前，笔者在大学教养部教授生物学课程，当时的研究认为直立人是现代人类的祖先。如今，最新的研究又提出，现代人类的祖先并非直立人，而是非洲匠人（Homo ergaster）。由此可以看出，每次发现新化石都会改变这方面的研究结论。

　　随后，科学家们又陆续发现了各种人类祖先的近亲，其中有名的当数尼安德特人（Homo neanderthalensis）。但尼安德特人究竟诞生于何时何地，这一点仍然众说纷纭。曾经有人认为，尼安德特人与现代人类——智人（Homo sapiens）之间不存在混血。但现在大家公认的是，尼安德特人的一部分基因存在于智人的基因之中，两者之间出现过混血。

一般认为，智人出现于30万年前的非洲，又在数万年前离开非洲，四散到世界各地。当然，如果在非洲之外发现新化石的话，这一结论可能会被推翻。智人之中分有亚种，现代人类有时被称作"现代人"或"晚期智人"（Neoanthropus Homo sapiens sapiens）。

总而言之，人类的祖先诞生于非洲，有可能向世界扩散了两次。而人类的直系祖先诞生于约30万年前的非洲，并与尼安德特人杂交扩散到了世界各地。

为何智人能迁徙到世界各地并生存至今，而尼安德特人和丹尼索瓦人(Denisovans) 却最终灭绝了呢？2018年，马克斯·普朗克学会（Max Planck Society）与密歇根大学（University of Michigan）的学者们就这个问题提出了一个假说。他们认为：只有智人具备了精通各种领域的秉性（通才）和钻研某一领域的秉性（专才）[1]。尼安德特人和丹尼索瓦人等其他古人类的生活痕迹只局限在亚欧大陆，甚至只有新几内亚地区。与此相比，智人则在6.5万年前就到达了澳大利亚大陆，有的还穿越了位于亚欧大陆东北端的白令海峡到达北美大陆，再经由中美洲抵达了南美洲大陆的南端。一路上，他们为探求未知的大陆不断前进，跨过茫茫大海、极寒之地，越过低氧的高原、炎热的沙漠，在各种新的环境中展开新的生活，构筑新的文化，建立新的文明。

这些智人的开拓者，到底是何方神圣？

大家都知道血型分为A型、B型、AB型和O型四种。这样的血型划分是基于红血球表面的多糖分子的构造差异。多糖是由单糖连接成的糖链，比如淀粉是由葡萄糖组成的多糖。在红血球的表面有四种构成与连接各异的多糖，这便是四种血型的由来。更准确地说，血型有AA、AO、BB、BO、AB、OO六种，其中AA和AO统称为A型，BB、BO统称为B型，AB称为AB型，OO称为O型。在日本人中，A型血约占40%，O型血约占30%，B型血约占20%，AB型血约占10%（数据源自日本血液制剂协会HP）。

一个人的血型来自其父母的遗传。比如笔者的父亲是BO型，母亲是OO型，那么他们生出的孩子要么是BO

型，要么是OO型。所以，笔者的血型是OO型，即O型血。

我们看看当今世界的血型分布就会发现一个有趣的倾向，特别是在O型血较多的地区。首先，O型血人口在人类的诞生地非洲较多：在肯尼亚的基库尤人中，O型血人口占60%；居住在非洲南部的原住民桑人原本被称作"布希族"，该种族O型血人口的比重达到了56%；非洲原住民纳瓦霍人O型血人口达到了61%。另外，在墨西哥建立了玛雅文明的玛雅族O型血人口达到了98%，曾在南非建立印加文明的秘鲁原住民O型血人口甚至达到了100%[2]。

换句话说，智人一步步地走向世界各地，在离非洲最远的地方，O型血比重达到了最高。

从现代非洲人中的O型血的高比例可以推测，早期智人中O型血较多。但是，笔者在前文中谈到过血型有六种组合，成为O型血的可能性只有六分之一。一般认为，越是与A型血、B型血、AB型血的人类杂交，O型血的比重就会越小。而跨越海洋抵达澳洲的智人和经北美洲到达南美洲的智人，他们的O型血比重不减反增。关于这一点的原因，有人推测，离开非洲大陆去探寻未知世界的这部分智人，他们本身大多数人的血型就是O型。笔者也幻想过O型血的智人们成群结队去开疆拓土的场景。

　　但如果是这样的话，似乎像是宣扬"O型血的人富有开拓精神"，变成主张"血型性格论"了。目前，笔者还是认为一个人的血型和其性格没有必然的联系，更严格来说，目前还不知道是否有科学的论据能够证明二者之间的联系。

　　最近，有人发表了一则防疫学调查结果，其中提到O型血的人感染新型冠状病毒的可能性较低[3]。目前，我们虽然还尚未知晓血型，也就是红血球表面的多糖构造差异与病毒感染之间到底存在什么样的关系，但可以确定的是，这两者之间存在着某种直接或间接的关系。

　　关于血型与性格关系的话题我们先到此为止。总之，我们可以认为：血缘关系较近的一些智人离开非洲后，经亚欧大陆，一部分向澳大利亚大陆进发，一部分穿越白令海峡，经北美大陆到达美洲中部和南部。

皮肤进化论
——通向人类的道路

　　关于人类祖先的说法虽然莫衷一是，但从近50年来的人类学研究来看，目前公认的人类祖先是用双腿开始直立行走的阿法南方古猿。它们的脑容量与黑猩猩差不多，身体像猴类一样布满了体毛。除了直立行走这一点，其手指的构造也算是一大特征。我们人类在抓取小的东西或进行精细操作时，更多使用的是拇指、食指和中指。黑猩猩和大猩猩的手骨构造无法做到这一点，但阿法南方古猿的手骨构造可以做到[4]。

　　也就是说，人类祖先最初发生的进化不是脑容量扩充和体毛消失，而是开始直立行走，拥有一双灵巧的手。

　　当代进化论认为，发生基因变异的物种可以从解剖学的方式被直接发现。与该物种的同类相比，发生不利于生存的情况时，拥有这种变异的物种个体不会留下子孙。但如果这种变异使得该物种较之同类更有概率生存下去的

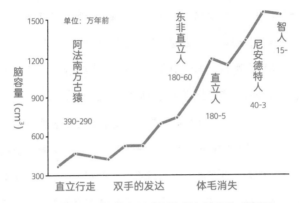

说明：选自小畠监修《生物进化大图鉴》（河出书房新社），略有删改。

图2-1　假说：人类的大脑进化在体毛消失之后

话，它们就会留下子孙，而这些子孙也继承了对生存有利的变异，会继续繁衍子孙，最终形成新的物种，这就是进化的规律。

解剖学家三木成夫博士曾观察人类从受精卵到新生儿变化的全部过程，他认为这与鱼类、爬行类动物、原始哺乳类动物经历了相似的变化（《内脏与心》，河出文库）。换句话说，从受精卵到新生儿的过程体现了生物进化的过程。

倘若果真如此，笔者大胆猜测，新生儿诞生后的成长过程是不是也能体现人类进化的过程呢？比如婴儿在牙牙学语时，会习惯抓住各种东西用嘴去吸吮，这实际上是他们学习和确认眼前之物形状的过程。在人类的皮肤感觉中，指尖和嘴唇能够识别非常细小的东西，所以婴儿用手指和嘴唇去一点点地学习并感知眼前的世界。

不久，婴儿开始练习站立，接着学习用双腿行走。这一点，我们的祖先也如此。先学会站立的智人具备敏锐的感知能力，拥有能够进行精细操作的双手，他们由此采摘果实、捕获猎物、繁衍子孙。在能够站立的智人中，有的开始能用双腿行走，他们用解放了的双手操作石器等原始工具，从动物的骨头上削下肉。2015年，人们发现了一批330万年前的石器。据笔者所知，这可能是最早的石器[5]。其中有的构造单薄，使用者很有可能就是阿法南方古猿。靠着被解放的双臂和灵巧的双手，它们更适合生存，更容易繁衍子孙。

到了120万年前，人类的祖先似乎出现了若干分支。从解剖学的角度来看，最大的变化就是体毛消失和脑容量扩充[6]。

猴类，以及黑猩猩、倭黑猩猩、大猩猩等与人类相近的类人猿，它们身上都长着厚密的体毛，但唯独人类失去了体毛。至于原因，目前为止仍然众说纷纭。

首先，我们来看一下《裸猿》（何道宽译，复旦大学出版社）的作者——动物学家德斯蒙德·莫利斯（Desmond Morris）的说法。他认为，人类蜕去毛发是为了凸显生殖器。从进化论的观点来看，越是凸显生殖器的个体越是能够留下子孙。而不管是雌性的乳房还是雄性的阴茎，在类人猿中，这些是较大的，为了更加凸显它们，人类选择了失去体毛。

大约40年前，笔者第一次知道这个说法，觉得很是牵强。倘若真的是这个目的，那么没必要失去全身的体毛，只需将那一部分弄掉岂不是更能凸显？况且，人类的生殖器周围反而还留有体毛呢。

实际上，有不少人反对德斯蒙德·莫利斯提出的这一观点。随后，又出现了几个另外的说法。

曾任电视编剧的伊莲·摩根（Elaine Morgan）在其著作《进化的伤痕》（暂无中译本）中提到，人类的进化是在水边完成的。比如人类能用双腿行走是因为水中的浮力让身体变轻；像鲸鱼、海豚一样的哺乳类也没有体毛；女性头发长且浓密是为了方便在水中照顾孩子，让他们抓住自己的头发，而男性的头发没那么浓密是因为他们没有育儿的必要。

对此，动物学家岛泰三博士在其著作《裸体的起源》

（木乐社出版，暂无中译本）中指出，水栖类哺乳动物中
也有像海狮、海狗、水獭、海獭一样有体毛的生物。海豚
和鲸鱼返回海洋发生在数千万年前，而人类的祖先从类人
猿中分化出来才不过数百万年的历史，因此不能断言这期
间人类体毛的消失与海豚、鲸鱼是同一个原因。实际上，
随后发现的疑似人类祖先的化石也不能证明人类的祖先诞
生在水边。

利物浦约翰摩尔大学（University of Liverpool John
Moores）的惠勒博士提出了一种说法：人类的祖先失去
体毛是为了利用出汗来调节体温[7]。根据该说法，人类祖
先学会直立行走之后，就不得不将怕热的头部暴露在阳光
直射之下，这时他们就需要冷却身体，就会出汗，利用汗
水的快速蒸发来减少体内热量。而体毛妨碍了加速出汗，
于是体毛较少的个体才存活了下来。

但是，这一说法有一个致命的漏洞。人类祖先直立
行走始于390万～290万年前，而失去体毛则大概是120万
年前。也就是说，有大约200万年的时间，人类是一边拥
有体毛一边直立行走的。

生物为了适应生存的环境，会演化出带有多样构造
的皮肤去覆盖体表。比如在前文中提到的陆栖生物，干燥

的环境对它们来说是一大问题。生命诞生于远古海洋之中，为了维持体内机能，从生命诞生之际就有的体内水分是必不可少的，因此至今人体内的60%～70%都是水。同样，对陆栖生物来说，皮肤最重要的功能便是防止体内水分流失。

两套信息处理系统

　　正如本书开头所述，陆栖脊椎动物中，人类的皮肤最为特异。大部分爬行类动物的皮肤有鳞片覆盖，鸟类的皮肤有羽毛覆盖，大部分陆栖哺乳类动物的皮肤有体毛覆盖，与人类相近的黑猩猩、大猩猩也是如此。在数百种灵长类动物中，只有人类的皮肤直接暴露在体外环境中。

　　从解剖学的角度来看，人类最大的特征就是拥有巨大的头脑。就大脑与体重的比例而言，人类在所有哺乳类中首屈一指。

　　在过去数万年的时间里，人类这一单一物种不断繁衍至今，而与其相近的各种亚种相继灭亡。笔者大胆猜测，这其中的原因应该就在于人类裸露在环境中的皮肤和巨大的大脑。

　　先说结论，笔者认为皮肤和大脑是人类拥有的两套信息处理系统。皮肤这套系统，尤其是表皮，主要根据环境的变化作出紧急应对，从感知到的信息中筛选一部分送至大脑，然后大脑这套系统收集皮肤以及其他感觉器官得来的信息，以这些信息为基础模拟应对未来的情景。

接下来，笔者将在与其他动物的比较中论述这两套系统。

早期的多细胞生物是像水母那样的简单生物，它们的皮肤与环境接触，表皮中含有感知海水的温度、流动、酸碱值等因素的系统，身体布满了没有中枢的神经网络。早期的多细胞生物甚至还有与人脑相似的负责学习与记忆功能的受体。换句话说，多数感觉器官、信息处理系统的基础都在表皮之中[8]。

脊椎动物鱼类全身被鳞片覆盖，成为陆生动物后，覆盖它们皮肤表面的或是鳞片，或是羽毛，或是体毛。感觉器官开始集中在它们的眼、耳、口、鼻这几个部位，于是位于体表的感觉器失去了用武之地。

但是，这些感觉器一直被保留着。当失去体毛的皮肤再次直接暴露在环境之中时，这些感觉器还会开始运行。

值得关注的是位于皮肤表层的表皮。表皮由角化细胞构筑而成。表皮深处产生的角化细胞逐渐变形并向皮肤表面移动，最终死亡。这些变得平整的死亡细胞形成了角质层。直到20世纪，人们还认为表皮的作用仅限于形成角质层。

到了21世纪初期，我们在超过42℃的环境下，利用氧气和辣椒中的辛辣成分辣椒素使皮肤产生痛感，由此证明了痛感的"开关"——辣椒素受体（Trpv1）存在于角化细胞之中[9, 10]。以此为契机，日本以及他国的众多学者逐渐明白了：角化细胞拥有感知来自他国外界环境各种刺激的能力，比如光（电磁波）、颜色[11]、电[12]、磁[13]，乃至声音（包括超声波[14]）、温度[15, 16]、大气压[17]、空气中的氧气浓度[18]、触碰皮肤带来的刺激[19]，等等。甚至对与嗅觉[20]、味觉[21]相关的分子活动也能够有所识别。

换句话说，表皮这种感觉器官，除了嗅觉、视觉、听觉、味觉、触觉这五感，还能感知到人眼和人耳无法捕捉的紫外线、超音波、气压变化等现象，实在是令人震惊。

另外，我们还发现，大脑处理信息的基础——信息递质，以及由信息递质触发的受体，也在角化细胞内存在并发挥作用。不过细细想来，这一点并不奇怪。在人类初具人形时，受精卵会分化为外胚层、中胚层、内胚层三部分。随后，外胚层叶演化成表皮，表皮凹陷之后形成沟壑，演化为脊椎，脊椎末端会隆起形成大脑；像眼、耳、鼻、舌这些感觉器也由外胚层演化而来。

　　如此，我们可以认为：表皮上先形成各种感觉器官和信息处理系统，然后大脑和神经系统才得以出现。这可能是数亿年前就形成的进化过程吧。当时，像水母一样的原始动物虽然没有大脑，但它们身体表面布满感觉器和网状的神经系统。进化成鱼类的祖先之后，其体表的神经系统开始集结，逐渐形成感觉器官，朝着眼、耳、鼻的方向进化。所以，当时这些原始动物的表皮上存在的并不是单纯的感觉系统和大脑里才有的受体，这些感觉系统和信息处理装置已经演化成了如今的眼、耳、鼻以及大脑。

苏醒的感觉器

　　120万年前，人类失去了体毛，当时处于直立人或匠人的时代。为何失去体毛更有利于生存？笔者认为，这是为了再次使用一直丧失作用的体表感觉器。

　　当时，这群原始人类的周围存在着诸多威胁：森林大火、落雷、树木倒塌、地质灾害以及大型动物侵犯。如果是先看清、听清这些威胁，再用大脑判断之后作出行动的话，有时会来不及逃生。在这种情况下，那些体毛较短的个体应该可以更好地用表皮感知到威胁的前兆（如电磁波、微小的温度变化、超声波等），并用脊髓反射迅速作出判断，做到了千钧一发之际死里逃生。所谓脊髓反射，就是当感知到危险时，为了作出迅速的应对，感觉器和脊髓会使身体作出反射性活动。比如手指触摸到过热的物体时，作出撤回手指判断的是脊髓。如果交给大脑判断的话可能会引起烧伤。

　　总之，人类皮肤和大脑的进化是相辅相成的。关于这个想法，或者说假设，笔者发表过一篇论文[22]，主要论述了人类的祖先——阿法南方古猿在390万～290万年前开始用双腿行走的时候，其体表还被毛发覆盖，大脑容量与黑猩猩几乎无异。但是，人类祖先在120万年前失去体毛之后，脑容量开始得到扩充。之所以如此，是因为组成表皮的每个角化细胞都拥有感知功能，全身的角化细胞数量达到了1000亿之多。这些巨量的感觉器带来巨量的信息之后，人类就需要一个更大的大脑。

最近，某国外研究机构发表了一项揭示大脑和皮肤关系的意外结果：皮肤表皮中含有一种防御紫外线的物质叫作尿刊酸。将紫外线照射老鼠时，其体表的尿刊酸便会增加。当然，如果仅仅如此，就像人的身体被紫外线照射后不仅会分泌褪黑素，肤色也会加深一样，没什么新奇的。

值得惊讶的是随后的过程：老鼠血液中释放的额外的尿刊酸到达大脑之后，会转化为谷氨酸，在海马体（学习和记忆的中枢）中去激活NMDA受体。由此，老鼠的学习能力得到了提高[23]。但是，归根结底这只是在老鼠身上进行的实验，实验结果是否符合人类，实验条件是否只是晒晒太阳就可以了，这些都尚未可知。不过，人类的表皮中确实也有尿刊酸，这或许也可以说明，在人类进化的过程中，蜕去体毛使紫外线直射皮肤可能增加了体内的尿刊酸，提高了人类的学习能力。

脑容量扩充战略

　　将全身的皮肤暴露在外界环境之后会导致脑容量的扩充。我们来看看有哪些动物选择了这一生存战略。

　　首先是章鱼。它们将全身暴露在外界环境中，能瞬间改变皮肤的颜色。它们拥有八条自由灵活的长腕和多达2亿个的脑神经细胞，如果再算上长腕，组成全身的神经细胞有5亿个之多[24]。相比老鼠的1亿个神经细胞，章鱼神经细胞的数量可以说相当可观。

　　其次是乌贼。特别是金乌贼（Sepia esculenta），它们的身体与大脑重量的比重比章鱼大，也能够根据环境瞬间改变体表颜色。比如将一个鱼缸底部布置得像国际象棋棋盘或日本传统的市松纹样一般，弄成黑白相间的方格花纹，再把金乌贼放进去，它会恍恍惚惚地把体表变成与之相似的图案；如果是同性或异性的金乌贼相遇，它们会表示出各自复杂动态的花纹，真可谓变装高手。有人猜测，金乌贼的这些行为是眼睛、大脑和皮肤共同作用的结果。

关于这套能迅速变化的系统仍然有很多未解之谜[25]。

最后是一种知名度不高的淡水鱼——彼氏锥颌象鼻鱼（Gnathonemus petersii）。这种鱼通常生活在泥水中，视觉发挥不了作用，因此其尾部长有一个"发电机"，能够在身体周围布置电磁场的"雷达网"，身体表面从头到尾密密麻麻地布满了探知电位的"元件"。这些"元件"能够帮助它们避开障碍物，逃离危险，寻找食物。更令人惊讶的是，彼氏锥颌象鼻鱼的身体与大脑的比重竟然超过了人类。的确，要处理并判断全身皮肤每时每刻带来的海量信息，再对身体发出指令的话，需要一个较大的大脑[26]。

看完了水栖动物，我们再看看陆栖动物。在陆栖哺乳类动物里，除了人类，也有些动物体毛较少，其中既有大象、河马、犀牛等大型动物，也有生活在非洲的群居生物——裸鼹鼠（Heterocephalus glaber）这样的小型动物。不过，这些动物的大脑都不算大。其中的原因各不相同，一一比较，颇有趣味。

大象、河马和犀牛虽然体毛较少，但皮肤却厚得异常。对小型动物来说，较薄的皮肤就能帮助它们生存，单细胞生物的细胞膜也是如此。可一旦身体变大，支撑体内构造所需要的皮肤必须更厚更结实。

笔者曾用三维立体图像观察人类表皮中的神经纤维，发现微米级的神经纤维大部分分布在表皮的最上层。而在大象、河马、犀牛的厚实的皮肤中，维持如此细密的构造是非常困难的。

我们还比较了大象、河马和犀牛各自的体重与大脑的比例，进而发现大象的大脑比重最大。笔者推测，这应该是因为大象拥有某样河马和犀牛都没有的触觉器官，或者说拥有某样与章鱼长腕一样的器官。没错，就是那条自由灵活到甚至可以提笔写字的长鼻子。得益于这长鼻子，大象的脑容量才会比河马和犀牛更大吧[27, 28]。

反之，裸鼹鼠的大脑较小，这可能是因为它们在地下过着密集的群居生活而不太需要某种系统去感知环境的变化。裸鼹鼠角质层的屏障功能不强，很有可能也是因为它们生活在湿度较高的环境中[29]。

我们再来看看人类。目前，人类一直试图努力将自己的生存空间拓展到宇宙。得益于这一刚刚起步的事业，我们作了一项分析报告。该报告研究了在宇宙空间站工作了6个月的10名宇航员的毛囊基因，结果显示，人类在外太空的生存会影响毛囊的生长。看来，我们将来有可能需要为那些在宇宙空间站长期停留的人准备一些育发防脱用品[30]。

皮脂
——人见人嫌者的辩白

　　人类的皮肤中有两种不同来源的脂质。一种是填补角质细胞间隙的脂质，关于这种脂质，我们会在后文详谈；另一种是造成鼻子出油等皮肤问题的皮脂。在这一节，我们来聊聊人类的皮脂。

　　皮脂由皮脂腺分泌而成，而皮脂腺位于哺乳类动物毛发生长的地方。一般哺乳类动物的话，由于体毛较多，皮脂由毛孔经体毛而排出体外，覆盖毛皮表面。人类由于体毛较少，皮脂腺多密集地分布在面部。尤其到了青春期，人的皮脂腺开始旺盛，皮脂分泌增加，多滞留在皮肤内，而这常常会引起炎症，也就是所谓的痤疮。

　　可以说，皮脂就是痤疮形成的原因，一旦分泌过多，会使男人显得油腻，女人不容易上妆。所以说到皮脂，总是人见人嫌。但其实，不管是从人类进化的角度来看，还是从维持皮肤健康的角度来看，人类的皮脂都是非常重要的存在。

首先，我们先来看看皮脂的成分。人类之外的哺乳动物中，鼠类也好，犬类也好，猫科动物也好，黑猩猩也好，它们的皮脂中主要含有胆固醇，以及以胆固醇为基础的化合物胆固醇酯。但人类皮脂的成分却是鲨烯（Squalene）和甘油三酯（Triglyceride）。

鲨烯虽是胆固醇的原料，但比胆固醇更具疏水性，换句话说，就是不容易与水相容。失去体毛后，人类皮肤更加容易直接与充满细菌和寄生虫的污水接触，此时，皮肤表面有疏水性较强的鲨烯的话，就能有效地防止病原体入侵皮肤和身体。比如皮脂中也含有鲨烯的鼹鼠、水獭、河狸等哺乳动物，它们或生活在地下或生活在水中，疏水性较强的鲨烯也有利于它们生存[31]。

甘油三酯会在人类的皮肤表面分解，形成脂肪酸和甘油，经常作为皮肤的保湿剂被使用在护肤产品中。其实，这种物质的作用似乎不仅仅是保湿。广岛大学的中田聪博士和茨城大学的熊泽纪之博士向我们揭示了甘油三酯可能具有促进角质细胞间隙中脂质产生的功能[32]；伊莱亚斯博士的团队证明了，先天性皮脂分泌不足的老鼠的皮肤容易干燥粗糙，而涂抹甘油之后，能观察到该状况有明显改善[33]。由此可见，甘油三酯对维持人类的皮肤健康有一定的作用。

最近，甚至有人提出这样的假说——人从出生之时起，皮脂腺就在发挥巨大的作用[34]。原来，婴儿出生时身上被一层叫作胎脂的脂质包裹。胎儿的皮脂腺在孕妇怀孕四个月后开始形成，出生时候就足够发达。人类的祖先能够行走之后，产道就变得弯曲，而其他哺乳动物的产道大多是较直的。这是因为人类是用双腿直立行走，产道如果不弯曲，胎儿就无法在腹中稳定。随着胎儿大脑的变大，与其他类人猿相比，人类难产的可能性也随之出现。在这种情况下，胎脂和皮脂腺分泌的脂质就自然充当了分娩时的"润滑剂"。

因此可以说，虽然人类的祖先失去了体毛，但这也促进了皮脂腺的进化，从而帮助人类弥补了没有体毛的短板。

汗腺
——天然散热器

　　人类的汗腺与其他哺乳类动物相比显得与众不同。作为分泌汗液的器官，汗腺分为大汗腺(又称"顶浆汗腺")和小汗腺(又称"排泄汗腺")两种。据说，能够看到明显排汗的哺乳类动物只有人类和马。不过，马的汗液是由大汗腺排出，我们人类在炎热时擦拭的汗水则是由小汗腺排出的。

　　与黑猩猩相比，人类皮肤上的汗腺密度是其十倍[35]，大汗腺与小汗腺的数量比例也远超大猩猩与黑猩猩。从小汗腺分泌的汗液几乎都是水分，这样能够有效地冷却身体。据说人类全身小汗腺的数量有300万之多。人类的大汗腺主要分布在人体的腋窝等局部，会分泌含有蛋白质和脂质等的物质，容易散发气味，导致所谓的"腋臭"；而对人类之外的动物来说，大汗腺能够分泌吸引异性的信息素（pheromone）。目前，也有人认为，人类的腋臭也能起到信息素的作用[36]。

　　人类之所以小汗腺发达，是因为我们的祖先诞生进化于非洲，在热带大草原展开狩猎时，为了使身体冷却，就必须减少体毛而大量排汗。换句话说，只有体毛少、排汗多的早期人类才能在热带大草原的环境下求得生存。哈佛大学的某研究团队认为，体毛的减少与小汗腺的增加是由同种基因变异导致的[37]。确实，试想一下：即使小汗腺能够排汗，体毛过多也会影响汗液的蒸发，无法有效地冷却身体；反之，即使没有体毛，但如果小汗腺不分泌汗液的话，会使皮肤在热带受到干燥与炎热的伤害，如此一来，人类就无法进行像狩猎那样的激烈运动。

　　另外，相较于皮肤，更怕热的是大脑。所以，对脑容量较大的人类来说，如何使身体冷却确实是一件重要的任务。这样看来，前文中提到的"人类失去体毛是为了排汗"这一假说也并非毫无道理。然而我们回顾人类进化的历史后会发现，失去体毛并不是人类学会用双腿行走后马上发生的变化。实际上，人类先失去体毛，扩充脑容量使智力提高，才学会了狩猎等活动。之后，为了捕获更大的猎物，人类进入热带大草原，其中的一些个体由于拥有更多小汗腺去抵御干燥和炎热而得以幸存、繁衍后代。

接下来，笔者来介绍一则关于人类小汗腺的意外发现。耶路撒冷希伯来大学的应用物理学专家费尔德曼博士等人，着眼于小汗腺的螺旋状构造，利用计算机仿真技术发现，小汗腺能够感知到75~110吉赫（频率单位，1吉赫即1秒钟10亿次的振幅）的电磁波[38]。电磁波从高频率到低频率分为伽马射线（辐射线）、X射线、紫外线、可见光、红外线、无线电波、微波、超短波、短波。小汗腺能感知到的电磁波相当于微波，而这是一种在自然界中不存在的电磁波，多适用于雷达和通信卫星等设施[39]。

为何汗腺拥有这样的物理特性，人们至今尚不知晓。但有报告显示，微波多出现于地震和岩石破碎之时[40]。倘若如此，小汗腺中说不定含有感知地震或坍塌时产生的微波的构造。

最后的竞争
——尼安德特人VS智人

　　体毛消失且脑容量开始扩充的人类祖先出现过多个人种亚种，但最终都消失了。根据2017年报告的摩洛哥出土的人类化石来看，目前确定的最古老的现代人类——智人大约出现在30万年前[41]。实际上，同一时期还存在了好几个亚种，其中有名的当数尼安德特人。关于尼安德特人也是众说纷纭，他们出现于50万～40万年前，在4万～3万年前消失，主要生活在欧洲至中东地区。除了尼安德特人，广为人知的还有丹尼索瓦人，他们的化石曾在西伯利亚被发现。不过，在所有人种中，发现较多的还是尼安德特人的化石，因此关于他们的基因分析尤为充分。

　　基因分析显示，智人的基因中含有尼安德特人和丹尼索瓦人的一部分，他们和现代人同种，说明这些人种之间存在过混血。虽说如此，生存至今的智人没有其他亚种，只有"现代人"（Neoanthropus Homo sapiens

sapiens）。之所以其学名中特意重复了一个"sapiens"，是为了标记亚种以免混淆，比如有人认为应该称尼安德特人为"Homo neanderthalensis"；此外，当时还有一种亚种被称为"长者智人"（Homo sapiens idaltu）。虽然每次发现疑似古人类的化石都会带来新的人类亚种或人类祖先的假说，但毫无疑问，当今的现代人的确没有任何古人类亚种，是独一无二的。

关于尼安德特人，我们对于其化石、使用的工具（石器等）、基因的研究很是充分，拿这些研究结果与智人的发展过程相比，至少可以明确智人的特征。我们来看一下目前已经发表的研究。

30万年前，人类出现。在此之后的洞穴里，每当发现类似石器、绘画的物品时，人们都会争论它们的主人到底是尼安德特人还是智人。而每次新的发现又会颠覆原有的说法。比如人们曾在尼安德特人的埋葬地发现了花粉，就浪漫地解释说，这是尼安德特人向死者献花，但现在基本认为这只是花粉偶尔吹进去而已；另外，所谓的尼安德特人制作的世界上最古老的乐器——骨制长笛曾经名噪一时，但如今已确认，那支"长笛"上的孔洞只是熊类动物咬过的痕迹。

　　下面我们来看一些目前已经确定无误的发现。在非洲赞比亚地区的洞穴里，人们发现了某种红色颜料。最新研究显示，这些颜料已有20万～35万年的历史[42]。这些颜料的使用者是谁，至今仍未得知。但有人猜测，这些颜料有可能是用于涂抹身体的。现在，生活在纳米比亚北部的原住民仍将泥土和石头捣碎，制作涂抹身体的颜料，有人曾经调查过这种颜料的防紫外线能力。目前，化妆品公司使用的防紫外线产品标准中，有一项指标叫作防晒系数（SPF），防晒系数10意味着被太阳光照射引起皮肤晒伤甚至炎症的时间被延迟了10倍。而纳米比亚人使用的颜料，其防晒系数最多达到了13，可以说是效果不俗的"防晒霜"了。由此我们可以推测，生活在非洲却失去了体毛的人类祖先，有可能是为了防御较强的紫外线而开始用颜料涂抹身体的[43]。

　　总之，不管是失去体毛的祖先还是至今仍然住在非洲的人们，为了防御紫外线，他们的皮肤都显得黝黑。不过，居住场所的变化会很快导致肤色的变化。现在生活在南非的科伊桑人（Khoisan）是曾经的布希人（Bushmen）的后裔，科伊桑人的肤色与居住在赤道附近的人相比显得稍浅，甚至与黄种人几乎无异。他们原本生活在非洲广阔的土地上，但在与其他部族的斗争中，逐渐从纳米比亚移居到了靠近非洲南部的卡拉哈里沙漠地区（Kalahari Desert）。现代的基因检测结果显示，仅仅2000年的时间就让科伊桑人的肤色由深变浅[44]。我们可以推测，科伊桑人经过长途移动，不仅身体承受的紫外线强度和肤色发生了改变，还开始往身上涂抹颜料。直到现在，在坦桑尼亚、肯尼亚等地区还有一些部族往身体上涂抹颜料，这一过程伴随了复杂的社会性和迷信色彩，甚至还可能诞生了引发语言起源的抽象性思考。

一般认为，人们在11万～3万年前学会了穿衣，因为寄生在衣服里的衣虱就是在这段时间里出现的[45]。有人猜测最开始学会穿衣的是尼安德特人，理由是在智人离开非洲之前，尼安德特人一直居住在寒冷的欧洲。当然，在尼安德特人的骨化石上找到附着的衣服痕迹之前，猜测永远只是猜测。

目前，最古老的雕刻被发现于西班牙南部的一处洞穴里，距今已有3.9万年的历史，是一幅有几何学感觉的刻在石头上的线条画。当时的尼安德特人已经开始走向衰弱，智人尚未延伸到西班牙南部。因此就有人在论文里得出结论，这些雕刻是尼安德特人的作品[46]。

　　说到最古老绘画，它被发现于非洲南部的某处洞窟，是一些用7.3万年前的红色颜料在石头上描绘的抽象图案。当时，生活在该地区的是智人，因此一般认为这是智人的作品[47]。而那些抽象图案就是他们已经具有较高智力的证据。随后，在西班牙的又一处洞窟里发现了6.48万年前的壁画，这些壁画已被钟乳石覆盖，年代测定的可信性较高，而当时生活在西班牙的正是尼安德特人，所以这些壁画是尼安德特人的作品[48]。这两者之间的比对让人不禁觉得，尼安德特人与智人的智力似乎没有太大的差距。

　　但是，戏剧性的变化发生在6万～5万年前：一部分智人走出非洲，并疑似与尼安德特人发生了单方面的性交

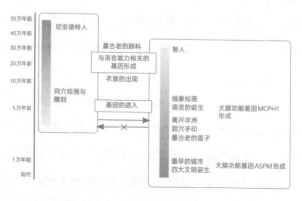

图2-2　100万年前从同一祖先分化出的人类亚种

流。在此之前，智人的基因也进入过尼安德特人的身体，但在5万年前的欧洲，只有尼安德特人的基因进入过智人的身体，智人的基因却没有进入过尼安德特人的身体[49]。由此我们可以推断，男性尼安德特人与智人女性，或男性智人与女性尼安德特人生下的孩子在智人的群体里得到了抚养，并且长大成人，繁衍子孙。我们甚至可以想象，当时的智人群体比尼安德特人更加团结，正因为如此，这些"混血儿"才能够得到抚养。

之后，智人以星火燎原之势扩散到全世界。在与非洲相隔甚远的婆罗洲（马来群岛中的一座岛）人们发现了5万~4万年前的洞窟绘画，这与之前在西班牙发现的手印岩画一样（将手上的颜料印在岩壁上制作的壁画，一种古老的艺术形式），说明在亚欧大陆诞生了共同的文化[50]。但一般认为，也是从这时起，尼安德特人开始走向衰亡，并在3万年前灭绝。

智人与语言

　　为何只有智人生存至今？笔者猜测，这可能与语言的诞生有关。

　　与语言能力相关的现代人类的基因序列——Foxp2大约形成于20万年前，也存在于尼安德特人的体内[51]。但仅从基因来说，很难断定尼安德特人与现代人之间存在语言能力上的差距。此外，与人类脑容量息息相关的小脑症基因（microcephalin），3.7万年前就与现代无异[52]。这种基因与人的语言能力之间是否有关系，目前尚不知晓。但很有可能在这个时期，智人的大脑机能发生了变化。因为从目前发现的尼安德特人化石来看，他们的大脑比现代人的大。总体上，我们还没有发现某种基因能确切反映现代人类的语言起源。

　　另外，从那个时代开始，精巧的石器、骨器出现在亚欧大陆全境，与前文提到的手印岩画一样，说明在相隔甚远的两地出现了相同的文化。与其说这是偶然，不如说这些优秀的技术与仪式得益于语言而广为流传[53]，因为若是幼稚的石器，倒可照葫芦画瓢，但5万～4万年前出现的石器，即使是生活在现代的我们也不知道如何制作。说到如何传承一种技术，最可靠的方法是技术的拥有者在学习者面前亲自演示。但如果仅仅是演示的话，技术的传播速度应该是极慢的。

笔者认为最初的语言是身体语言。有时笔者应邀去作报告，会在发言的时候被人拍照，之后看到照片的时候总有些惊讶。说个不好的形容，照片中的自己夸张地比画着手势，但笔者对此却毫无意识。发言时不自觉地摆动身体，这大概是最初的语言是身体语言的缘故吧。

澳大利亚的土著居民在交流的时候，手语和声音是混用的，那些用声音语言无法表达的意思就体现在手语里。齐藤胡桃博士也猜测先有了手语，声音语言才得以发展（《视觉语言的世界》彩流社，暂无中译文）。

另外，有报告指出孩子可以在30分钟内确定由手势组成的语言。德国莱比锡的马克斯·普朗克研究所召集了一些4岁和6岁的孩子，共计198人。这些孩子两人一组，每组进入单独的房间，在里面他们仅仅使用影像就能够达成交流。每间房间里有5张图像，研究所要求一方的孩子仅用手势向对方表达图像内容。实验结果显示，大部分的6岁孩子可以在30分钟内做出准确的传达方式，利用手势来表达图像信息。将传达方与接收方的孩子调换之后，我们发现两人都共同掌握这些手势语言，传达的内容也更加精密。随后，研究所还让孩子处理了一些抽象的题目，如纯白色的图像、"大"的概念等。此时，他们的手语序列里开始出现了规则性构造，而此次报告的著者认为这代表了语法的诞生。

其实，语言学家诺姆·乔姆斯基（Noam Chomsky）博士在半个世纪前就已经告诉我们：人类潜在性地具有创造语言的能力。在其后的脑科学的发展中，人们还发现了与语言功能有紧密联系的大脑部分和基因。我们从上文的实验来看，这种发现应该是正确的。

所以我们可以认为：人类首先获得了由手语组成的身体语言，然后才开始拥有了声音语言。

人类历史在400万～300万年前从拥有一双灵巧的手开始，几乎与直立行走同时发生。之后又经历了200万年，在120万年前，出现了体毛较少的一部分人类，他们较早地感知到了环境变化与危机，因此能够繁衍子孙。同时，皮肤获取的信息开始激增，为了处理这些信息，人类的脑容量也开始扩充。可以说，人类的出现得益于裸露的皮肤。而失去体毛后的人类为了求得生存，又不断让皮肤获得了各种各样的优秀功能。在第三章我们去看看这部分的历史。

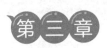

苏醒

———

独立的皮肤

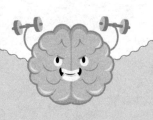

在120万年前，生活在非洲的人类祖先失去了体毛。当时，他们面临的环境到底是怎样的？答案是紫外线强烈且气候极其干燥。而分隔如此苛刻环境和人体的第一道防线就是皮肤的最外层——角质层。

笔者在第二章介绍过，阿法南方古猿仍然全身覆盖着厚密的体毛，而之后我们可以看到，古人类在逐渐失去体毛的同时，体表的感觉器再次变得敏感起来，脑容量也开始扩充。不过，这样的生存选择就没有什么不利之处吗？

我们摸一摸自己的头。大部人头上还是有头发的。人类的头部与身体其他部位相比肌肉和脂肪较少，而头盖骨能够缓冲来自外部的冲击。同样，我们可以认为，头发拥有预防紫外线、减缓外部冲击的作用。也许正是为了保护作为器官中枢的大脑，人类的头发才保留至今；而曾经拥有的体毛应该也同样发挥着保护身体的作用。所以，体毛的失去到底给皮肤带来哪些变化呢？

接下来，我们从更加宏观的生命角度来审视人类的皮肤。本书的开头写过，如同地球上生命诞生之初时的细菌拥有细胞膜一样，在多细胞生物的历史中，最早形成的器官就是表皮。但促使表皮为适应外界环境而不断发生变化的动力到底是什么？

　　表皮在不断进化中，最终形成了人类皮肤的最外层——角质层。在这一章，我们将以角质层的结构为中心，阐明促使皮肤进化的动力。

角质层的构造
——"砖块+水泥"

　　人类皮肤的角质层会因身体部位的不同而有所差异，虽然只有区区10微米（一毫米的十分之一）的厚度，但是其不透水性相当于同等厚度的塑料膜。从构造上来看，角质层是由死亡后变得又硬又平的角化细胞以及填补其间隙的脂质（细胞间脂质）形成的。这就如同用砖头里夹水泥的方式来砌墙一样，笔者的恩师艾里亚斯博士将这种构造称为"砖头+水泥"构造[1]。

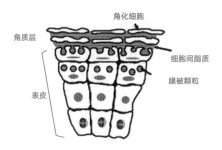

图3-1　由表皮组成的角质层

　　角化细胞在表皮的最深处分裂，其中的一部分会向皮肤表面移行，最终在皮肤的最表层出现颗粒，这些颗粒中含有一种叫作膜被颗粒（lamellar granules）的脂质。我们了解到，膜被颗粒会在表皮的表面相互融合，形成网眼状的结构[2]。角化细胞死亡后，其中的脂质会被排出细胞，去填满已经变得扁平的细胞的间隙。

　　角质层每天都在更新。我们在清洗身体或是洗脸之后，会在浴室或脸盆里发现一层漂浮的污垢，这些就是失去功能后脱落的角质层。虽然角质层老化后容易脱落，但失去的部分会被马上填补。数理生物学家本多久夫博士曾用模拟技术展示了呈截角八面体几何学构造的角化细胞在老化之后，不是整片更换，而是零零散散地脱落[3]。正因为如此，我们一般很难注意到这个过程。

　　不过，笔者曾有机会在几周时间内目睹了角质层脱落的全过程。当时，笔者摔了一跤，左腿的脚踝骨折。在之后的六周时间里，那条可怜的左腿膝盖以下全部被打上了石膏。不用说，澡自然是不能洗了，所以失去活力的角质层变成了污垢，一直积攒下来。脚踝好不容易接上之后，拆了石膏，笔者一看左腿大吃一惊。整整积攒了六周的污垢形成了片状，看起来像鱼鳞一般。洗澡的时候，这些片状的旧角质层纷纷落下。现在回想起来，仍觉得这是一段难得的体验，但可惜没有拍下照片。当时只顾着行动不便的左脚，忘记了自己皮肤研究者的身份。

角质层就是死亡了的细胞的堆积，但鲜有皮肤研究者（其中大部分是皮肤科的医生）关注这些死亡细胞的堆积物。

就笔者所知，第一个注意到角质层重要性的研究者是宾夕法尼亚大学的艾伯特·克鲁格曼博士。可以说他是20世纪顶级的皮肤科学家之一，在各种关于皮肤的研究中都能看到他的身影。艾伯特·克鲁格曼博士早在1964年就发现了角质层是由已经死亡的扁平角化细胞排列组成，随后他还发现了角质层的不透水性，从而第一个指出了角质层能够保持身体水分不会外流这一功能[4]。

克鲁格曼博士的另一个伟大之处就是他的一个新尝试，他第一个用物理学的方法去测定皮肤的机能。1967年，克鲁格曼博士改进了测定水蒸气浓度的机器，确立了检测透过角质层蒸发的水分含量的方法[5]，提出了一个重要概念——经皮水分散失量（Transepidermal water loss）。直到今天，包括笔者在内的众多学者在研究皮肤的屏障功能时，仍然使用这个方法。

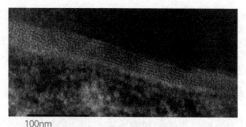

100nm

图 3-2　角质层细胞间脂质

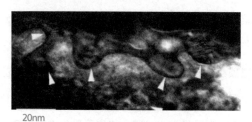

20nm

图 3-3　膜被颗粒释放的脂质

　　当时，有幸作为研究员在克鲁格曼博士的研究室留学的田上八朗博士（日本东北大学名誉教授）在归国后，与电子工学研究者一同开发了一款机器，用高周波电流来测定角质层中的水分含量。而后，这款机器在皮肤科学以及化妆品行业中被广泛使用[6]。

　　另外，还有学者致力于研究角质层屏障功能的生物学机制，比如就职于加利福利亚大学洛杉矶分校的彼得·艾里亚斯博士及其团队。艾里亚斯博士是使用电子显

微镜进行组织解析
的专家。笔者在上
文提及过,含有脂
质的膜被颗粒在角
化之际被排出细胞
外,其脂质在角质
层的细胞间隙中形
成层状构造。其实

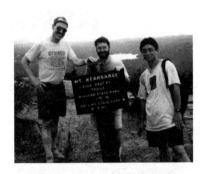

图3-4 由左向右依次是艾里亚斯博士、
范戈尔德博士、笔者(1995年)

这一点,艾里亚斯博士早在1975年就用若干个电子显微
镜的映像展示出来了[7]。

艾里亚斯博士还与另一名从生物化学和分子生物学
角度研究脂质代谢的博士,共同展开了对角质层屏障功能
的多方面研究,并在哺乳类动物的角质层屏障功能的研究
方面一直处于领先地位。

独立的表皮

1993—1995年，笔者有幸能够有机会在艾里亚斯博士的研究室开展活动。促使笔者下定决心到艾里亚斯博士处留学的契机是其团队的一篇论文，大致内容如下。

皮肤在健康状态下，透过角质层蒸发的水分是少之又少的。把透明胶布粘贴在皮肤上再撕除，或者往皮肤上涂抹丙酮（多用于指甲油去除剂，可分解脂质）等溶液，反复操作之下，角质层的屏障功能会遭到破坏，经过皮肤的水分蒸发量也会随之急剧增加。但是几个小时之后，我们再次测量皮肤的水分蒸发量时就能发现，相比于最初的结果，已经只有其一半了。这说明屏障功能恢复了一半。之后，皮肤的水分蒸发量不断减少，72小时后完全恢复正常。也就是说，角质层的屏障功能完全恢复了。

有趣的是，如果皮肤的屏障功能已经遭到破坏，此时再在皮肤上覆盖防水的塑料薄膜，人为地制造一层屏障，皮肤竟然不会察觉到自身屏障功能的破坏，更不

会去主动修复屏障。但如果覆盖透气、透水性好的面料
的话，皮肤就会恢复屏障功能。这说明，皮肤在遭到破
坏之后，能一边监测透过表皮的水分蒸发量——换句话
说，能够一边监测自身的屏障功能，一边推进恢复[8]。进
一步说，在日常生活中，表皮可以不依靠大脑，而是通
过直接监测自身的状态去调节屏障功能。

　　当看到这些内容后，笔者不禁感叹表皮竟然有如此
的智慧，于是下定决心去艾里亚斯博士的研究室进一步
研究皮肤。在研究室学习期间，笔者逐渐明白了屏障功
能恢复的原理。

　　屏障功能在某种外界的刺激之下遭到破坏，会立即
命令位于表皮上层的膜被颗粒加速分泌脂质，供给到角
质层的脂质会密集地排列在细胞之间。这就是屏障功能
的应急措施。随后，皮肤会不断加速合成新的膜被颗粒
去分泌更多的脂质。也就是说，整个恢复过程有两个阶
段：首先，利用现有膜被颗粒完成应急措施；其次，花
费时间不断合成新的脂质，直到功能完全恢复。但是，
皮肤的屏障功能遭到破坏后，如果用塑料薄膜阻止水分
蒸发的话，表皮的恢复系统就会收到错误信息，断定角
质层已修复，从而终止修复过程。

肤色的启示
——人类皮肤的进化

　　艾里亚斯博士认为，人类在失去体毛的同时，角质层的功能随之变得更加强大。笔者也持同样的观点[9]。

　　人类是在非洲失去体毛的。在赤道附近，为了防御强烈的紫外线，人类表皮中的黑色素细胞（melanin cell）必须生成大量黑色素（melanin），这使得皮肤颜色加深。而黑猩猩和大猩猩这些人类的近亲，它们的皮肤是白色的。实际上，我们断定人类体毛消失于120万年前，是基于分子生物学的研究结果——古人类的身体也是在120万年前形成了合成黑色素的系统。之后，人类离开非洲到达了亚欧大陆，还有一部分继续往北进发。于是人类对黑色素的需求渐渐减少了。

　　虽然紫外线过强会引起皮肤炎症，有时甚至会引发癌症，但人类多多少少还是需要紫外线的，比如骨骼在形成过程中所需要的维生素D，就是表皮的角化细胞经紫外线照射后的衍生物。在距离赤道较近的地区，过量的紫外线基本上被黑色素阻挡，而黑色素又由大量的黑色素细胞生成。最终，只有皮肤较黑，黑色素细胞较多的人类才得以生存。与之相对的，北欧等地区的紫外线强度较弱，如果进化成黑色皮肤的话反而会造成紫外线摄入不足，从而影响骨骼的形成，导致无法生存。所以在北欧地区，皮肤越是雪白晶莹——准确地说，皮肤中的黑色素含量越少，越能够存活。

　　除了合成黑色素，黑色素细胞还有其他重要的功能，比如保持皮肤的酸性值。人类的皮肤表面呈酸性，pH大约为5，这是皮肤形成角质层的必需条件。因为皮肤屏障功能的维持需要一种酶，而这种酶发挥作用的条件就是保持皮肤的酸性[10]。这一点，艾里亚斯博士及其团队已经证明过了。一旦将皮肤表面置于中性到碱性（pH为7以上）的环境中，角质层的屏障功能就会下降，甚至出现过敏性皮炎等症状；反之，如果将皮肤表面的pH调整至酸性，屏障功能就能够得到改善。

　　艾里亚斯博士还认为，在干燥环境下，失去体毛的人类祖先强化了黑色素细胞的功能。这样的选择不仅能够合成更多的黑色素，而且还能保持角质层的屏障功能[11]。

　　某项基因分析结果显示，即使到了今天，人类的角质层依然在不断进化。该研究对世界范围内具有印度血统的印度裔人群进行了基因分析，阐明了这些人居住环境中的各因子（受到的紫外线的量、湿度等）之间的关系。

印度是一个人口大国，出生在那里的人们肤色差异很大。有的人的肤色像圣雄甘地那样偏深，有的人的肤色像摇滚歌手佛莱迪·摩克瑞那样偏白。但不管肤色是深是浅，这个民族所具有的智慧奠定了古代印度文明的基础，甚至诞生了像斯里尼瓦瑟·拉马努金那样的天才数学家，至今还有不少人在美国的巨型IT企业担任重要职务。

总之，印度裔人士能人辈出，在世界各地大显身手。有团队针对他们的表皮基因与他们居住地的环境因子做过一些调查，结果显示：环境湿度的变化会影响与角化细胞的整个分化过程相关的基因，甚至是与角化相关的基因；另外，肤色的深浅与黑色素合成息息相关，而干燥的环境会对这一过程的基因带来影响。从这里也能看得出艾里亚斯博士早先的判断是正确的。形成角质层的蛋白质被称为角蛋白，它也是毛发的主要成分。现在的人类的角蛋白与类人猿的有所不同，但曾经没有什么大的区别。有人认为，人类的祖先在减少体毛之后，为了不断适应各自的居住环境，角质层因而也在不断地进化[12]。

全身即脸的人类

　　人类的角质层会根据身体部分的不同调整层数。田上博士及其团队的研究结果显示：人类脸上的角质层最薄，只有9层，而躯干部分有13层，四肢有13～16层，手掌上的角质层较厚的有50层，脚掌有55层。角质层最厚的部位是后脚跟，约有86层[13]。

　　田上博士还认为，人类脸部的皮肤与其他部位相比，就像是患上了轻微的炎症一般，角质层过薄[14]。而角质层一旦过薄，其屏障功能自然不强，导致脸部皮肤显得粗糙，用专业说法来讲，叫作表皮的增殖性异常，即表皮到角质层的新陈代谢速度加快。

　　笔者认为，我们可以从中看到关于人类进

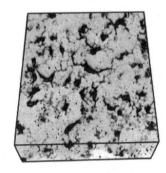

图3-5　表皮内的黑色素细胞

化的一些思索。

在动物之中，尤其是大型猴类，如雪猴、狒狒、红毛猩猩、大猩猩、黑猩猩、侏儒黑猩猩等，无一不是脸上无毛，而且它们的脸部较为平坦，眼、口、鼻分布其中，耳朵长在两侧。但是猴类之外的哺乳动物，如牛、马、老鼠，它们的双眼长在头部的两侧，耳朵长在头顶，鼻子长在头部的前端，嘴巴长在鼻子的下面，可以说这些动物的脸——更准确地说，是头部的感觉器分布与鱼类极为相似。

眼睛长在头部的两侧，视野就会变得宽阔。对经常被肉食动物攻击的草食动物来说，宽阔的视野更有利于它们尽早发现敌人，从而帮助它们死里逃生。我们再来看看攻击方的肉食动物。比如像狮子这样的大型猫科动物，与上述草食动物相比，它们的脸部较为平坦，双眼位于脸部中央。这样的面部构造使它们获得了立体视觉——眼睛看到的东西以三维图像呈现。简单地说，就是双眼观察面前的景物时能分辨物体远近距离。如果我们分别闭上左眼和右眼，就能发现眼前的物体会多多少少向左或向右发生偏移。而用双眼看的时候，左右眼得到的不同映像在经过大脑处理后，会形成有远近纵深的形象。对攻击猎物的动物来说，知道自己与猎物的距离是很有必要的。

　　猴类动物当中，既有素食主义者，又有杂食类和肉食类。它们平坦的面部构造可能与它们长期生活在树上有关。在树上，即使有宽阔的视野，但如果被树枝遮挡住便毫无意义，反倒是把握跳跃时树枝间的距离更为重要。正因为如此，脸部平坦而形成立体视觉的猴类动物才得以生存繁衍。

　　从感觉器的角度来看，包括人类在内，大型类人猿的视觉、听觉、嗅觉、味觉都集中在平坦的面部。

　　在这里，笔者猜测类人猿的脸部没有毛发，可能是为了最后一种感觉——触觉，甚至说是为了表皮所具有的一切功能都能够在脸部敏锐地发挥作用。总之，视觉、听觉、嗅觉、味觉、触觉，这五感都集中在脸部这一"平面"上，换句话说，感知各种环境变化的"探测器"集中在了头部。有了这样的构造，不论周围有什么风吹草动，只要把头一转，就能够充分调动五感，做到迅速察觉。另外，脸部的各种感觉器离大脑较近，这样也利于大脑更快地集中分析感觉器捕捉到的环境变化。

　　同理，失去体毛的人类，全身都像分布着五感的脸部一样，表皮拥有广义上的视觉、听觉、嗅觉、味觉，人类得以与环境直接接触。

　　而人类脸部的角质层之所以较薄，也是为了保持对外界环境的敏感度。表皮的新陈代谢较快意味着形成表皮的角化细胞的更新过程较快，也意味着角化细胞的感觉器功能可以一直保持活力。这更有利于人类的生存。

　　过去，人们一直认为角质层只是皮肤污垢的形成原因，而在之后的研究中人们发现，角质层具有保持人体水分的功能。虽然从解剖学的角度来看，每个部位又有具体的差别，但在人类史中，这也是生存战略的一部分。

皮肤屏障功能得以恢复的奥秘

　　在本章的开头部分，笔者说明了如何在监测皮肤水分蒸发量的同时，观察角质层的屏障功能的恢复过程。其实就笔者在留学时掌握的技术而言，我们尚无法弄清楚角质层的屏障功能在出现异常状况时呈现何种结构，更没有找到改善这种结构的方法。若明白了这一点，我们就能看清人类祖先失去体毛的原因以及失去体毛带来的好处。

　　实际上，之前谈到的光（颜色）、电、声音、大脑信息递质能对表皮产生作用这一发现，也得益于皮肤屏障功能的恢复实验。表皮能够在监测角质层屏障功能的同时修复其损伤，笔者在留学之前对表皮的这项功能大为震惊，想试着进一步去弄清其中的原理，于是进行了各种实验。接下来，我们通过几项实验结果去了解一下角质层屏障是以怎样的结构维持自身功能的。

　　首先是有关光的实验。笔者探究了红、绿、蓝三色，即光的三原色对表皮恢复屏障功能所产生的影响。结果发现，红色光对功能恢复起促进作用，蓝色光则会延迟功能的恢复[15]。笔者还发现，视网膜中有一种蛋白质可以识别光的强弱和颜色，而这种蛋白质竟然也存在于表皮之中[16]。

一般来说，健康的皮肤表面与皮肤深处之间会显示数十毫伏的电位差[17]。而电位有正负之分，其中带有负电荷的电子附着在皮肤上会促进屏

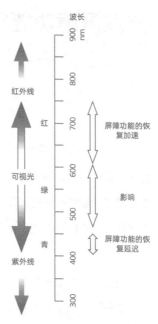

图3-6　作用于屏障功能的光

障功能的恢复[18]。这一点涉及了皮肤屏障功能的维持，笔者会在下文中详谈。另外，人耳几乎听不到的10000赫兹以上的声音可以加速皮肤屏障功能的恢复[19]；将抑制神经细胞兴奋的神经递质分子涂抹在皮肤上也有同样的效果[20]。

我们体内也含有会影响皮肤状态的因素，激素便是其中一种。女性进入更年期后，皮肤会变差，容易干燥；生

理期时，皮肤状态也会发生变化[21]。曾经的人类体毛旺盛，可能不会在意这些问题，但在现代社会，因皮肤变差而烦恼的人不可胜数。笔者曾经思考，到底是什么因素影响了更年期和生理期女性的皮肤状态，能不能从皮肤屏障功能的角度进行验证，随后做了尝试。

众所周知，在更年期和生理期发生变化的是女性体内的性激素。女性进入更年期后，雌性激素（雌二醇）分泌减少，雄性激素（睾酮、雄甾酮等）分泌相对增多。所以，笔者先破坏角质层的屏障功能，再分别把这两类激素涂抹在皮肤上观察其反应。结果发现，涂抹雄性激素会延迟屏障功能的恢复，之后再涂抹上雌性激素，这种延迟会有所好转，屏障功能又会顺利地恢复[22]。由此看来，更年期女性皮肤状态的恶化与雌性激素和雄性激素平衡度的变化紧密相关。

我们再看看女性生理期与皮肤状态的关系。从黄体

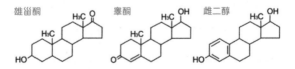

图3-7 作用于屏障功能的性激素

期和排卵开始一直到出现月经的这段时期里，孕甾酮的分泌有所增加。如果我们将孕甾酮与雌性激素一起涂抹到受损的皮肤上就会发现，屏障功能的恢复速度会有所下降。因此黄体期女性皮肤状态不好，很有可能是由角质层功能下降导致的。

那么这些激素究竟通过何种机制或结构影响角质层呢？

首先，这些激素都拥有疏水亲脂性。笔者研究了细胞膜与膜被颗粒的构成材料——磷脂与激素的关系，于是发现，雌性激素能够使磷脂膜更加柔韧结实，而雄性激素和孕甾酮则会让磷脂膜变得脆弱[23]。因此在角质层屏障功能形成时，只要磷脂膜足够结实，整个过程就会变得顺利；一旦磷脂膜发生损坏，就会影响屏障功能的建构。可以说，一种物质对磷脂膜产生的作用，与角质层的屏障功能息息相关。

众所周知，痤疮是常见的皮肤问题。皮脂腺分泌出的脂肪酸（非细胞间的脂质）会减弱角质层的屏障功能，从而引发炎症，这就是痤疮的病因。这种脂肪酸又被称为游离脂肪酸。非双重分子结构的硬脂酸、软脂酸即使涂到皮肤上也不会产生伤害，但如果将双重分子结构的油酸、棕榈油酸涂抹到皮肤上，便会弱化角质层的屏障功能[24]。所以调查结果显示，硬脂酸和软脂酸不会对磷脂膜产生影响，而油酸、棕榈油酸则对磷脂膜有破坏作用[25]。

笔者在留学前执笔博士学位论文时，做过一项研究。先准备好健康的角质层和因人为伤害而变得粗糙的皮肤角质层，再利用红外线光谱分析的方式验证这两种角质层中的脂质分子排列方式和细胞间隙的填充状态。结果显示，在粗糙皮肤的角质层中，脂质分子的排列方式较为松散。所以笔者断定，脂质分子排列方式的松散程度和角质层的屏障功能之间存在一定的关系[26]。

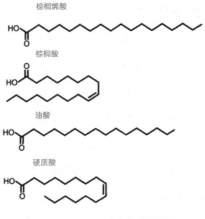

棕榈烯酸

棕榈酸

油酸

硬质酸

图3-8 作用于屏障功能的脂肪酸

通过调查各种物质对脂质膜的作用，我们似乎可以发现一些能够改善角质层屏障功能的物质。在这里，我们再回顾一下角质层屏障功能的形成过程——膜被颗粒中含有的丰富脂质被提供到角质层并在角质层的细胞间排列整齐。所以，只要我们找到可以促进这一过程的物质，就可以改善角质层的屏障功能，使皮肤更加健康。

留学归国后，笔者回到化妆品公司继续担任研究员，开始调查化妆品中的原料对磷脂膜有何种影响。其中，甘油、赤藓醇、木糖醇等多元醇常作为保湿成分被使用，果糖有时也被用于保湿。笔者发现，它们都有利于磷脂膜柔韧性的保持和膜被颗粒的供给，进而促进皮肤屏障功能的恢复[27, 28]。

水溶性高分子化合物也可以作为保湿成分被用于化妆品。关于这一点，笔者的同事 U 博士调查了聚乙二醇（PEG）、聚丙二醇（PPG）以及连接这两者的二甲基醚（EPDME）对磷脂膜发挥的作用。结果显示，聚乙二醇和聚丙二醇对磷脂膜没有有效影响。另外，当时已知二甲基醚能够有效帮助改善磷脂膜分子的排列，于是 U 博士利用双光子雷达显微镜观察涂抹了二甲基醚的角质层，以检测其细胞间脂质，结果发现脂质分子被填充得更加紧密[29]。

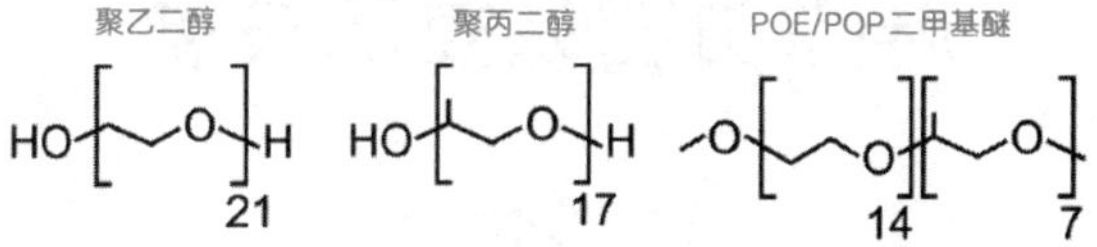

图3-9 作用于屏障功能的高分子

　　这些实验结果告诉我们，角质层屏障功能的维持既需要细胞间脂质的供给，也需要这些脂质成为角质层之后保持紧密的排列。对居住在陆地上且失去体毛的人类来说，这一点尤为重要。生活在水中的海豚和鲸鱼，它们的表皮上也存在膜被颗粒，但是并没有被排出到角质层的细胞之间，而是留在了角质层细胞里。可能这样的构造更有利于它们在水中游动吧。

屏障功能恢复的关键

在上一小节，我们谈到角质层屏障功能的维持首先需要合成膜被颗粒，其次是释放出它们内部的脂质，最后需要把这些脂质在角质层细胞之间紧密地排列起来。角质层屏障功能时刻都在更新，而且在受到伤害之后还会加速更新。总之，这是一个持续不断的动态过程。任何一种物体要运转都需要足够的动力。生生不息的表皮和角质层，两者的秘密就在这动力之中。

笔者提到过，健康的皮肤表面与皮肤深处之间会显示数十毫伏的电位差。笔者认为这就是角质层屏障功能的运行动力。角质层屏障被破坏之后，电位就会消失，而随着屏障功能的恢复，电位会重新出现[30]。

表皮的电位差掌握着屏障功能恢复的关键？这想法也许听起来有些异想天开。笔者产生这个想法源于一次关于金属离子对屏障功能影响的调查。当时笔者观察到，将钙离子涂抹在已经被破坏的皮肤上，屏障功能的修复会延迟。钾离子也是如此。在此之前，一位旧金山前博士研究员已经发现，将钠离子（准确地说是氯化钠，即盐水）涂抹在表皮并不会影响屏障功能的恢复[31]。

之后，笔者为了检测其他金属离子溶液的效果，又分别涂抹了氯化镁、氯化锌、氯化锰、氯化铁等多种氯化物的水溶液。结果，当溶液中的金属离子带两个以上的正电荷时，除了钙离子Ca2＋，其他所有金属离子都促进了屏障功能的恢复；但带一个正电荷的金属离子中，除了钾离子K1＋，氯化钠、氯化铷等氯化物都没有对屏障功能的恢复时间造成影响[32]。

随后笔者又做了进一步验证，在氯化镁中加入摩尔数相同的氯化钙，比单独放氯化镁更有促进效果。这两种物质都是化妆品的原料，立即被运用到新产品当中。但为何会有如此效果，我们仍然不得而知。

卡罗林斯卡医学院（Karolinska Institutet）的一位博士曾用阴极射线实验的方法，发现表皮最外层的钙离子和镁离子浓度较高[33]。加利福尼亚大学的一位博士发现，破坏屏障功能会使钙离子消失[34]。笔者认为这些现象是无法用视觉方式去捕捉的。

笔者在研究中尽量采用低成本的简单方法——使用

琼脂溶液。首先，在琼脂溶液中加入钙离子或镁离子，以及自发荧光的化学试剂；其次，将这些琼脂溶液涂抹到显微镜的承物玻璃片上；最后，瞬间冻结皮肤样本，取其薄片放置在琼脂薄膜上。观察荧光就可以发现，钙离子和镁离子在皮肤表面以高浓度的形式存在，屏障功能被破坏后，它们会四处扩散[35]。

表皮这种组织很薄，慢慢形成角质层再化作污垢后就会消失。这样的表皮竟然能够作出迅速的反应，实在是让人感到意外。于是笔者开始思考，如何同步观测这些快速的反应。20世纪90年代，对生物组织内部进行同步观测的方法已出现，比如利用双光子雷达显微镜。这种设备在当时造价极高，接近1亿日元，笔者向工作单位提出申请，可惜没有被通过。笔者还曾向某家资金充足的科研机构提出借用一下双光子雷达显微镜，很遗憾也被拒绝了。

在这种情况下，要想不花钱只能靠自己想办法了。笔者想到了在大学课堂上学过的"浓差电池"。某种程度来说，离子的运动较为自由。假设我们准备一个含水的柱状形的琼脂，其中加入带两个正电荷的离子溶液，如氯化钙或氯化镁。之后，将一端的溶液浓度提高，另一端的浓度降低。此时，氯化钙或氯化镁在琼脂的水中分

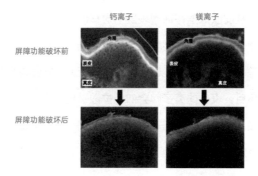

图3-10　表皮内钙离子与镁离子的分布

解为带有正电荷的钙离子、镁离子，以及带有负电荷的氯离子。一般来说，离子是从浓度高的地方扩散到浓度低的地方，比如将氯化钠粒子放入水中，钠离子和氯离子就会扩散。这和溶解是一个道理。

那么同理，在这个圆柱形的琼脂中，离子的浓度也是从高处扩散到低处。钙离子和镁离子电荷较高，移动起来比氯离子慢，所以在琼脂中氯离子先移动。离子浓度低的地方为电池负极，浓度高的地方为电池正极。换句话说，钙离子和镁离子移动的方向是负极。

在健康皮肤的最表层存在着高浓度的钙离子和镁离子。所以，在不加干涉的情况下，四处扩散的离子都密集地停留在皮肤的表层，这意味着皮肤在健康状态下，一直有离子从皮肤深层移动到表层。这样考虑，我们就可以理解为什么从皮肤深层到表层会显示数十毫伏的电位差。

　　笔者认为，倘若以上实验正确的话，当屏障功能遭到破坏后，表皮的离子就会四处扩散，电位也会消失。反之，如果一部分的离子开始回到表皮的话，电位就会恢复。当然，如果想要检测到这一过程，就必须观测屏障功能破坏后的离子运动。

　　于是笔者在工作单位的旧仓库中找了测定电位差的仪器，又拜访了电化学方面的专家——茨城大学的熊泽纪之教授，向他请教了该仪器的使用方法。将皮肤的组织切片提前放置在合适的培养液里，以维持数天的活性。这一过程叫作"组织培养实验"。笔者的验证就是从这一步开始的。

　　利用组织培养实验，确实可以观测到从表皮的深层到表面有数十毫伏的电位差。为了确定这些电位差是活着的皮肤细胞造成的，笔者向培养液中加入了阻止细胞呼吸的化学物质。随后发现电位差消失，这可以说明电位差是皮肤细胞的生命现象[36]。

　　接下来，笔者在角质层屏障功能破坏前和破坏后，分别测定了表皮的电位差。结果发现，屏障功能在被破坏的同时，电位差产生了下降。虽然这只是个间接性实验，但用这个方法还是观测到了表皮内部的离子移动。

之后，笔者又尝试了各种实验，这一部分我们将在第六章谈及，其中涉及了表皮的感觉研究和利用计算机的表皮研究。我们都知道，物质传输在细胞内是通过细胞膜来实现的，而具体担任这一任务的则是离子通道和离子泵这种蛋白质。一旦有化学物品阻碍了离子通道和离子泵的运转，就会使皮肤的电位差降低。另外，若把引起痛感的物质成分——如辣椒中的辣椒素涂抹在表皮，也会引起电位差的变化，由此我们推测，表皮可以感知辣椒素带来的辛辣感。

皮肤状况与电位差

笔者曾经思考：能否在实际的皮肤上测定电位差呢？

对比皮肤的深层和表层可以发现，皮肤在健康状况下表皮上有数十毫伏的电位差。其实，不仅仅是大学皮肤相关专业的教师，心理学研究者们对这个知识点也毫不陌生。19世纪末，法国神经学研究者夏尔·费雷（Charles Féré）和俄国生理学家伊凡·彼德罗维奇·巴甫洛夫（Ivan Tarchanoff Pavlov）发现，皮肤表面的电状态会随着人的感觉刺激和情绪变化而变动。著名心理学家卡尔·荣格（Carl Jung）博士曾利用这一发现进行过实验。长久以来，人们一直认为皮肤的电位是由汗腺作用产生的（《皮肤的电活动》新见良纯、铃木二郎编，暂无中译版）。但是到了1982年，人们在没有汗腺的嘴唇等部位也观察到了皮肤的电活动[17]，这说明表皮具有一定的发电能力。总之，笔者之所以能够测定表皮内外的电位差从而观察到表皮中的离子运动还得益于对这些知识的积累。

　　一般在做心理学实验时，为了给皮肤造成伤害，多用胶带粘掉实验部位的角质层，这曾是一种常规方法。人们用这种方法已经确认角质层受损会使表皮电位差消失。笔者在自己的手臂上也做了这个实验，发现角质层屏障功能在受损的同时电位差的确会消失。在之后的24小时里，笔者对屏障功能和电位差进行了持续测定，结果显示，随着屏障功能的恢复，电位差也逐渐恢复正常[30]。

　　由此可见，电位差可以用来评价皮肤的状态。因为破坏测试部位的皮肤会给测试者带来身体负担，所以笔者选择舌根部位进行了测定，不过结果与皮肤的情况几乎一致。换句话说，选择舌根作为测试部位的话，测试者只需要把测量电位的软管放入口腔中，如此不管是脸部还是四肢的电位都能够被测量了。

　　说到这里，我们已经明白了皮肤的电位差及其屏障功能之间会相互影响，可以说维持屏障功能的动力就是电位差。那反过来，皮肤屏障功能遭到破坏且电位差消失之后，我们再搭载负电荷的话，是不是能加速屏障功能的恢复呢？

　　笔者马上对此进行了验证。将负电荷和0.5伏的正电荷分别搭载到屏障功能受损的皮肤上，一小时后，结果不出所料，搭载负电荷的皮肤比搭载正电荷的皮肤要恢复得快一点[20]。

其实，在皮肤表面搭载负电荷不用电源也能做到。比如说，金银以外的金属短时间内会在空气中发生氧化反应，其表面会产生一层氧化膜，我们可以将这类金属打磨之后放在皮肤上。金属中四处移动的自由电子本身是带负电荷的，而电子的活动会产生电流，所以金属上自由电子的存在说明其表面有电流通过。相反，较为干燥的皮肤由蛋白质和脂质组成，没有自由电子。如果将金属放在干燥的皮肤上，会有少量的自由电子移动到皮肤表面，皮肤表面就会呈现负电位。最终，加快了屏障功能的修复速度。此时，如果我们在金属上接上地线的话，自由电子就会被导向大地，屏障功能的恢复会随之停止[37]。

除了金属，我们还可以使用一种叫作电解质高分子的物质。顾名思义，这种高分子在水中会分解成离子。比如化妆品原料透明质酸钠，在水中会分解成带负电荷的透明质酸和带正电荷的钠离子。将它们涂抹在屏障功能受损的皮肤上，作为高分子的透明质酸无法渗透，但会有少许钠离子进入皮肤，在皮肤表面形成一层带负电荷的透明质酸层，我们一般称其为"界面双电层"。此时，皮肤的屏障功能加快修复[38]。

　　笔者将这些情况告诉了一位在开发部门研究提升底妆效果的研究人员，他有口无心地说了一句："化妆品不可能加快皮肤屏障功能的修复吧"。的确，底妆属于无机颜料，无法进入皮肤。但或许能找到一种原料，在涂抹皮肤之后能生成界面双电层。想到这里，笔者调查了人们常用的粉底，发现粉底中含有的硫酸钡（进行胃部X光检查时使用的粉末）竟然可以促进皮肤屏障功能的修复。笔者带着心中的疑问，将硫酸钡分解到水中，发现其表面带有负电位的离子[39]。

　　经过以上实验和推论，笔者终于弄清：皮肤表面的电位是维持皮肤屏障功能的一大要因。同样，电位也是造成浓差电池中钙离子和镁离子分布不均的原因。由此可见，电位与离子的分布不均是同一现象的两个方面。

　　2010年，日本国立研究开发法人科学技术振兴机构的CREST工程采纳了一项研究课题——《生理学和数学理论指导下的皮肤疾病的原因探究》，并且划拨了数以亿计的预算。那一刻，笔者数十年日思夜想的双光子雷达显微镜终于得以采购。笔者利用这一设备将电荷转移到正常的皮肤组织培养液中，观察电位变化对表皮内钙离子分布的影响。同时，利用透射电子显微镜观察膜被颗粒的变化。

结果显示，由于皮肤表面电荷的变化，钙离子的局部分布变得更加明显，膜被颗粒的分泌变得更加旺盛[40]。

终于，我们可以得出结论：皮肤角质层的屏障功能得以维持的动力与浓差电池相同，就是表皮内钙离子等物质的分布不均所造成的电位差。

笔者猜测，这种皮肤机能的原型大概出现在水母等多细胞生物诞生的时期，并在陆生脊椎动物出现时进化成熟。因为作为两者间过渡的两栖类动物也有角质层。

生物当中有各种各样的生物电系统，如神经系统、肌肉系统等。就连植物的生长、黏菌的活动也与生物电息息相关。其实，生物电的发现源于青蛙肌肉接触不同金属时发生的收缩反应。在多细胞生物进化的过程中，表皮是最早形成的器官，而维持表皮的动力就是生物电。笔者在经历一系列研究后得到这个结论，不由得大为惊讶。

皮肤衰老与电量不足

　　本章的前几节我们一直在谈论皮肤角质层的屏障功能，最后我们来看看随着年龄的增长，皮肤衰老之后会发生什么。

　　人们一直认为，老年人的皮肤容易干燥，而且伤口愈合速度较慢，其实这种想法没有经过严密的思考。1993年，笔者在与田上博士的合作研究中，从化学的角度将老年性干皮症患者的皮肤与正常年轻人的皮肤做了比较，甚至利用电子显微镜对比了两者结构变化上的细微之处。结果显示，老年人皮肤上的角质层更多，透过角质层流失的水分也更少。但是，角质层中的氨基酸含量以及作为角质层成分的角质透明蛋白颗粒都有所减少，老年人的皮肤才变得干燥。不过，我们仍然不知道为什么人上了岁数之后皮肤状态会变差[41]。

　　1995年，埃利亚斯研究所的卡迪阿里博士发现，人类和老鼠都会随着年龄的增长而出现角质层屏障功能衰弱的情况，而且受损机能的恢复速度会随着年龄的增长而变得缓慢。年轻人（20～30岁）的皮肤屏障功能会在受损后的72小时内恢复到原来的80%；但老年人（80岁以上）只能恢复到原来的50%左右[42]。可以说，老年人的角质层更容易受损，受损后又难以修复。这就是老年人出现皮肤问题的原因吧。

笔者谈到过，表皮内的钙离子和镁离子的局部分布有利于角质层屏障功能的维持。那反过来说，随着年龄的增长，表皮内的钙离子、镁离子的分布也会发生变化。

21世纪初，笔者有幸与藤田保健卫生大学的皮肤科学研究室合作。当时，他们帮笔者将手术时切除的不到3平方毫米的脸部皮肤切片进行了瞬间冷冻。随后，笔者通过切片，将表皮中钙离子的分布视觉化地呈现出来。结果显示，相比于年轻人皮肤表面的钙离子分布，老年人的则不太明显[43]。

笔者又测定了年轻人（21～35岁）与中年女性（45～59岁）的皮肤表面的电位情况，年轻人的皮肤表面与内部的电位差更高。这个结果也说明，年轻人表皮中的钙离子活动比中年人的更加明显[44]。笔者还用水压对不同年龄层实验者的角化细胞给予刺激，从而得到一些数据。数据显

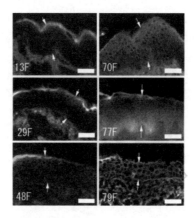

图3-11 女性面部表皮内的钙离子分布

示，随着年龄的增长，细胞内的钙离子浓度会发生变化，这也会造成皮肤屏障功能的恢复变得迟缓[45]。

表皮的老化说明角化细胞控制钙离子的能力正在衰弱，导致表皮内钙离子活动的降低。

失去体毛之后，人类将生存的希望寄托在角质层这一微弱的薄膜上。这层薄膜在进化的过程中，巧妙地利用生物电构筑了一道十分出色的屏障。但是，如今的人类已经学会使用科学技术去改变自身的生活环境和寿命。在这场剧变之中，角质层也出现了破绽。因为环境的剧变首先反映在皮肤的最表层。在第四章，我们将一起思考另一种身体屏障——免疫系统。

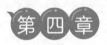

攻防

——

病原体VS皮肤

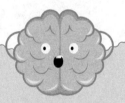

在第三章，我们谈论了人类失去体毛之后，皮肤的表皮成为与外部环境接触的分界，表皮角质层的屏障功能也变得强大，还解释了其变强的原因。总之，有了这层屏障，我们的皮肤就能够在一定程度上防御来自体外的入侵。但实际上，任何时代都有一些"不法分子"钻过皮肤屏障来进攻我们的身体。我们的身体为此又设置了怎样的伏兵呢？答案就是"免疫"。

只要是生物，就经常面临来自环境的威胁。而人类面临的威胁就是细菌、病毒等病原体，它们在历史上曾多次险些致人类于死地。在这种情况下，免疫系统作为对抗病原体的防御功能就显得尤为重要。而在人类的免疫系统当中，皮肤的表皮是担任着第一道防线的重要角色。

在漫长的进化中，防御体外入侵者的身体系统变得愈加精密和强大。最初的多细胞生物具备一种机能，可以识别出与病原体相同的特征，并捕食消化病原体。这一点我们会在后文详谈。其实，人类也有这样的机能，被称作"自然免疫"。另外，还有一种身体系统叫作"适应性免疫"，这种机能能够识别自己与他者。在七鳃鳗那样的原始鱼类出现时，适应性免疫就已经初具雏形，到鲨鱼、鳐等软骨鱼，再到普遍的硬骨鱼出现之时，适应性免疫系统已经进化成熟[1]。

皮肤的免疫功能中，识别自己与他者的能力尤为强大。比如我们现在可以移植器官和身体组织，但无法做到他者供皮的皮肤移植。即使移植了，不久也会被免疫系统识别为他者而发生排异反应，从而坏死脱落。皮肤是自我与世界的界限，因此身体系统作出严格的区分也是理所当然的。笔者认为，要想了解皮肤的免疫功能，就必须先了解免疫系统的本质。

皮肤上的菌

健康的皮肤上也是有细菌生存的。生活在人类身体上的细菌，其分布被称为"菌落群"。目前，关于肠内菌落和免疫系统的关系方面的研究较为先进，健康人的免疫系统是在与肠内菌落的共生关系中得以维持的。大家也许听过"常在菌"这个词，这种细菌通常与皮肤共生，能够抑制病原菌的繁殖。

关于皮肤表面的菌落，人们发表了各种各样的研究。就像肠内同时存在益生菌和有害细菌一样，皮肤上也存在这两种细菌。皮肤上的益生菌叫作表皮葡萄球菌，可以分泌甘油去分解皮脂，以达到皮肤保湿的作用；有害细菌叫作黄色葡萄球菌，在过敏性皮炎患者的皮肤上比较常见。如果我们将健康皮肤上的常在菌移植到患者皮肤上的话，原本的黄色葡萄球菌就会减少[2]。据说人们还在老鼠的皮肤上发现了抑制皮肤癌的一种细菌，而这种细菌也是人类皮肤常在菌的一种[3]。

可以想象，在人类进化过程中，皮肤常在菌也在发生变化。遗憾的是，皮肤菌落无法形成化石被保留下来，于是人们将人类的皮肤菌落与黑猩猩、大猩猩等类人猿的做了对比，结果发现两者有很大的不同。黑猩猩、大猩猩的皮肤上菌种混杂多样，但人类皮肤上的菌落较少，仅两种细菌就占到总体的80%。可以猜测，失去体毛之后的皮肤菌落与人类的周围环境、皮肤以及自身免疫系统一起发生着变化[4]。

最近有某项研究针对在宇宙空间站停留6～12个月的9名宇航员，旨在分析他们皮肤以及鼻腔内的菌落。结果显示，菌落里某种细菌的数量出现减少趋势，这个变化很可能会对人类的免疫系统产生影响；除此之外，引发炎症的细胞因子在血液中的浓度出现上升趋势。此次研究只验证了9名宇航员，人数较少，今后有必要扩大规模。但通过这项研究我们仍可以推测，人们在宇宙空间站长期生活，势必会面临精神压力以及各种来自环境的挑战，这些都可能引发皮肤过敏、出疹子等症状[5]。的确，人类如果全力向宇宙拓展生存空间的话，很可能会遇到新的皮肤问题。

何谓免疫

　　新冠肺炎疫情使"抗原""抗体"等免疫学专业术语开始登上电视新闻。本章将聚焦于皮肤的防御系统——免疫展开说明。我们先来了解一下免疫系统的历史，看看它究竟完成了哪些进化。

　　免疫系统在原始动物的身上体现得较为简单，但到了人类这里，就演化得极为细密复杂，其精细的部分主要与感染、过敏等常见症状息息相关。

　　生物在进化的过程中，逐渐精密地演化出区分自己和他者的构造，这是一个不断复杂化的过程。但得益于这种构造，人类面对各种各样的病原体都成功地存活了下来。无论今后出现何种新的病原体，这种构造既为我们思考应对措施提供了基础，还成为我们了解人类自身的一个绕不开的方向。

　　病原体会附着在我们的皮肤表面、鼻腔内侧以及呼吸器的表面。皮肤表面覆盖着可以防御异物入侵的角质层，皮肤上的角化细胞能够生成抗菌性物质，这是皮肤最表层应对病原体的防御系统；鼻腔内侧与呼吸器的表面含有分泌抗菌性物质的黏膜，也可以防御病原体的感染。另外，皮脂中含有的脂肪酸，以及导致肤色变深的黑色素细胞等物质使健康的皮肤表面始终保持弱酸性，这样既可以有效抑制病原体的繁殖，又可以保证维持角质层屏障功能所需的酶发挥作用。

当角质层的屏障功能遭到破坏，细菌和病毒入侵皮肤的时候，免疫系统就会发挥作用。免疫功能的发挥分为两个阶段，面对异物入侵之时直接采取应对的自然免疫，抑或提前记下异物的特征，锁定并排除异物的适应性免疫。

从皮肤的自然免疫开始

　　细菌和病毒一旦入侵皮肤，巨噬细胞（Macrophages）会把它们吞噬、消化得一干二净。因为胃口很大，巨噬细胞又被称为"贪食细胞"。它会识别并攻击与病原体相似的成分，同时生成并释放抗菌性物质——细胞因子和趋化因子，这两种因子既能召集中性粒细胞去消灭病原体，还能起到舒缓血管的作用。最终，病原体攻击过的皮肤会发红，这就是所谓的炎症。炎症好转过程中会产生脓液，这些就是在与病原体战斗中死去的巨噬细胞和中性粒细胞的遗骸。随后，身体还会多次释放细胞因子。

　　吞噬细胞识别出细菌和病毒需要相应的"感应器"，而承担这项功能的就是位于细胞表面的Toll样受体（Toll-like receptors，缩写TLR，以下称为TLR）。一般认为，TLR最初是在果蝇身上发现的，至今已存在数亿年。人类的TLR至少有10种，能够识别出与细菌表面相似的物质，以及病毒的基因。巨噬细胞和中性粒细胞就是因为拥有

TLR才可以识别病毒与细菌。

　　我们把免疫系统比作国际机场的安全检查，TLR的作用则是查出毒品、枪支以及携带毒品枪支的人，这相当于免疫系统发现病原体的功能。机场里扣押的枪械种类很多，检查人员根据枪管、扳机、弹匣这些枪械的共同特点作出判断。同样，在免疫系统中，TLR根据各种与病原体相似的物质、基因来判断外来异物是否为病原体。

　　以上，我们介绍了免疫系统的第一个阶段——自然免疫，可以将其理解为应急措施。自然免疫会在接触到病原体后几个小时内启动，短时间内排除病原体。

适应性免疫
——主角是T细胞和B细胞

接下来，笔者要介绍的是适应性免疫。这里，我们会接触到"抗原""抗体"等概念。适应性免疫系统能发现病原体的种种特征，进而锁定、攻击并消灭病原体，但这套系统的启动需要数天时间。在这里，我们主要了解一下皮肤的适应性免疫系统。

我们再回到机场安检那个比喻。危险分子的个人信息成为安检判断的标准，因为曾经的犯罪经历而被通缉，检察人员人手一份危险分子的通缉照片。而在免疫系统中，首先发现入侵者，确定"通缉照片"信息的构造就位于皮肤表皮。

原来，表皮中有一种细胞叫作朗格汉斯细胞（Langerhans cell），这种细胞可以说位于适应性免疫的最前线。角质层受损，细菌等异物入侵后，朗格汉斯细胞会识别这些异物，并将相关信息传遍全身。朗格汉斯细胞因形状类似树枝，又被称为树状细胞。这些枝状物延伸到了表皮的最表层，即角质层的下方，一旦与细菌、病毒等病原体接触，就会立即吞噬它们。朗格汉斯细胞还能离开表皮，通过遍布全身的淋巴管进入淋巴结。而在淋巴系统中，有两种细胞发挥着重要作用，一种叫作T细胞（T淋巴细胞），一种叫作B细胞（B淋巴细胞）。朗格汉斯细胞在淋巴结会把病原体的信息传给T细胞，这是向T细胞提供入侵者的信息，请求它们立即攻击。

朗格汉斯细胞传给T细胞的内容不仅有细菌或病毒的"通缉照片"，还有一种叫作MHC的物质（Major Histocompatibility Complex，主要组织相容性复合体）。人类的 MHC 被称为 HLA（Human Leukocyte Antigen，

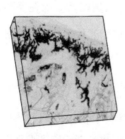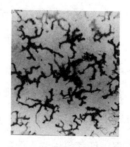

图4-1　表皮内朗格汉斯细胞的立体图像（左）
以及表面图（右）

人类淋巴细胞抗原）。这种物质在免疫过程中极为重要。

对某些动物来说，MHC是一种特殊的蛋白质，特别是"MHC class I"这种蛋白质，几乎存在于所有动物细胞的表皮。为了说明MHC的工作原理，我们还是打个比方。

假设一个人是由"织田信长家臣团细胞"组成的。这个人从头到脚、从里到外，所有器官的细胞表面都有"信长家臣团MHC"。MHC的构造因人而异，所以"信长家臣团MHC""秀吉家臣团MHC""家康家臣团MHC"三者的构造是截然不同的。虽然在历史上，信长死后，其麾下武将不少人转而投靠秀吉和家康，但在这个例子里，我们设定，信长死后，他的家臣团全员殉死。因为实际上，个体的人类死亡后，其构成细胞也会随之逐渐死亡。

总之，MHC这种蛋白质是每个动物以及人类的独有标记，可以说它们是"家臣团"身份的证明书。感染了病原体的细胞会将这份证明书和入侵者的"通缉照片"送到细胞表面。仍然举个例子，现在，有一位名叫重藏的伊贺忍者，他曾经试图刺杀信长，但被信长的家臣——朗格汉斯细胞抓到过一次，虽侥幸逃脱，但还是被做出了"通缉照片"。

病原体（重藏）的"通缉照片"和"家臣团"的独

有标记具有重大意义。免疫系统通过它们不仅可以识别病原体，还可以识别自身，防止误伤。也就是说，病原体重藏再次潜入信长的宅邸，免疫系统能够只攻击重藏一人，而不会误伤其他家臣。此时，从朗格汉斯细胞那里得到了病原体的"通缉照片"和家臣身份证明书MHC的T细胞，会与攻击病原体的细胞毒性T细胞一同转化为驱动其他免疫系统的效应性T细胞，以及控制免疫反应的调节性T细胞。

这个过程中有一个重要步骤发生在胸腺。胸腺位于胸骨后面，紧靠心脏，所有的T细胞都会在此接受检查。一旦与MHC对接出现问题，T细胞就会被排出。这个过程若出现错误，将导致T细胞自我攻击，从而引发免疫性疾病。

细胞毒性T细胞会把MHC以及病原体的相关信息带到细胞表面，杀死已经被感染的细胞。我们再打一个比方。假如信长的家臣（MHC）参与了重藏（病原体）的暗杀计划，就会马上暴露自己。要是真有这样的系统，历史上的织田家就高枕无忧了吧。可见，免疫系统在进化过程中诞生的这套构造是何等精妙。

T细胞当中，有的可以在全身循环，也有的常驻在表皮等组织里。常驻在表皮的T细胞会在表皮与朗格汉斯细胞间形成网络，识别并驱逐病原体。也就是说，一个是制作病原体"通缉照片"的细胞，一个是根据"通缉照片"来消灭病原体的细胞，两者强强联合。2012年，人们终于确定，比起全身循环型T细胞，常驻表皮的细胞毒性T细胞更有能力去驱逐病毒。在实验中，人们从老鼠身上剔除了常驻表皮的细胞毒性T细胞后发现，老鼠身上虽然还有全身循环型T细胞，但体内仍有病毒；相反，剔除了全身循环型T细胞而保留了常驻表皮的细胞毒性T细胞的老鼠，它们的体内几乎没有病毒。可见，防御病毒感染的最前线仍然是在表皮上[6]。因此皮肤受损之后，常驻表皮的细胞毒性T细胞除了能够抵御入侵的细菌，还能促进患处的痊愈。

接下来，我们看看前文提到的效应性T细胞。效应性T细胞可分化为1型、2型、17型。1型可以激活吞噬病原体的巨噬细胞；2型可以激活B细胞；17型可以将中性粒细胞召集到身体感染处。

B细胞被激活后，会合成抗体，而引起人体产生抗体的物质就叫作抗原。抗体会包围病原体，并促使巨噬细胞吞噬病原体；抗体有时还能激活具有增强吞噬作用的特殊蛋白质——补体。

T细胞可以长期保持免疫记忆，被激活的B细胞也具有相同的记忆功能，因此被消灭过一次的病原体再次入侵身体时，就会被免疫系统直接攻击，迅速被排除，这就是免疫功能的效果。可以说，一般被某种病原体感染一次后，基本上不会再出现二次感染。除了T细胞和B细胞，人类还发明了疫苗，即减弱病原体的毒性，将保留刺激动物体免疫系统的特性的物质注射到人体，以提前启动人体的适应性免疫。

但是，B细胞生成的抗体如果过量，就会引发过敏（这一点将会在下文详谈）。所以在治疗过敏性疾病时，减少效应性T细胞向2型分化成了关键问题。可以说，效应性T细胞发挥功能的强弱与过敏性疾病密切相关。

角化细胞与免疫系统

如前文所述，在角化细胞构筑的表皮中，存在朗格汉斯细胞和细胞毒性T细胞。目前学界广泛认为，这两种细胞会相互作用。

在20世纪，人们一直相信角化细胞的作用仅限于生成角质层，之后化作皮肤上的污垢。当时，克鲁格曼博士与其同事一起打破了这种误解。他们研究了角质层屏障功能受损后的角化细胞，发现它们在免疫系统中能合成与炎症、血管扩张等症状相关的细胞因子——TNF-α和IL-1 α[7]，而这些细胞因子也是最初在免疫系统中被发现的。

克鲁格曼博士发表该项研究后的第二年，笔者开始在他的实验室任职。反复对表皮屏障功能进行轻微破坏会出现什么样的结果，这是笔者接到的第一个课题。在实验中，笔者明白了，角质层的屏障功能、角化细胞以及作为免疫系统反应的炎症，这三者之间的关系[8]。

细胞因子在免疫系统中发挥着各种各样的作用。前文也说过，T细胞种类众多，它们都是由各自不同的细胞因子生成的。T细胞会释放细胞因子，而这些细胞因子会促使血管疏松，皮肤发红肿胀，免疫系统中的细胞堆积，也就是引发炎症。这个过程的目的本是保护身体不受病原体伤害，但也是我们要论述的过敏现象的原因。

目前的研究表明，TLR即Toll样受体，其实也存在于角化细胞之中[9]。一直以来，人们都认为表皮上的TLR只存在于朗格汉斯细胞等细胞当中，当TLR检测到病原体的存在时，身体会立刻释放细胞因子等启动免疫系统的物质。但实际上，除了表皮中零星分布的朗格汉斯细胞，TLR存在于构筑表皮的角化细胞当中。换句话说，表皮上的所有细胞都具有感知病原体的系统。

朗格汉斯细胞能够激活身体的适应性免疫，角化细胞无法进入淋巴管，这两点已在前文有所论述。但是在淋巴结，朗格汉斯细胞将病原体的"通缉照片"交给T细胞的同时，也应该受到周围角化细胞的影响。最近也有人认为，诸如朗格汉斯细胞的移动、T细胞的传输等免疫反应的大多数过程中，角化细胞也有所参与[10]。表皮是个人与世界接触的界限，而每个人的免疫系统则是根据其自身体质与环境量身打造的产物。所以，很有可能表皮的角化细胞对全身的免疫系统具有重大影响。

免疫系统的进化论

无脊椎动物虽然只具有自然免疫，但种类异常丰富，比如目前已鉴定出的人类TLR只有10种，而紫海胆的TLR却多达222种[11]。可见，不同的动物为了在不同的环境中求得生存，逐渐具备了多种多样的自然免疫系统。

而适应性免疫诞生于鱼类的进化过程中。起初，七鳃鳗等无颌的原始鱼类不具备适应性免疫系统，但随后演化出的软骨鱼（鲨鱼、鳐等）和硬骨鱼（拥有硬骨和下颌的大多数鱼类）则具备适应性免疫系统[12]。自我识别物质的MHC也从软骨鱼时期开始出现。

之后，MHC的种类随着物种的进化而不断得到丰富，也就是说，生物体内的自我识别物质增多，会导致个体之间出现细微的差别。MHC越是多样、丰富，我们越是能发现与众不同的蛋白质和变化多端的病原体。我们再回想一下"信长家臣团MHC"。假设"家臣团"的人都盘着发髻，仅凭这一种身份标记（MHC），则很难与忍者区分。但如果规定，信长家臣团要穿特许花纹的衣服，佩带特许的武士刀，穿特许的草鞋，我们就能一眼看出伪装者。再比如接受入境管理的过程，除了检查护照，还会被要求识别脸部、指纹。除了脸部照片，体型、血型等显示自己身份的信息越多，就越不会被误视为他人。

还有一种可能，我们的适应性免疫系统对自身的细微变化极为敏感。比如有人对油漆或金属过敏时，适应性免疫系统自身不会转化为抗原，但其中含有的蛋白质会根据过敏源发生不同的化学反应，使自身发生变化，被识别成"抗原"，从而引发过敏。最终导致的结果被称为接触性皮炎[13]。

免疫系统的主角——T细胞与B细胞的形成也随着物种的进化而不断变化。鱼类靠身体的胸腺生成这两种免疫物质，陆栖动物则靠骨髓来生成B细胞。关于这一点有人认为，因为陆地上存在紫外线照射等危险，陆栖动物才在更加坚固的骨骼中生成B细胞[14]。

在演化过程中，抗体逐渐可以识别来自外部的各种因子。考虑到细菌与病毒的反复变异，这些外部因子数量庞大，可以说近乎无限。面对无限且未知的外部因子，我们天生具备的基因该如何应对，这一点很长时间被视作一个谜。解开谜团的是利根川进博士。我们都知道，受精卵形成后，基因的排列只有两种变化——细胞要么演化成脑细胞，要么演化成表皮细胞。但是在生成抗体的系统中，基因会发生重组。每当遇到新的外部因子，我们的身体就会切分组合好的基因，并根据外部因子进行重组，由此诞生新的抗体[15]。

这种基因组合所需要的系统和蛋白质尽管早就存在于无脊椎动物体内，但具备重组功能的装置却到了软骨鱼出现的时期才形成。也就是说，基因重组装置形成之后，适应性免疫系统才得以完成[16]。

表皮既然是免疫系统的最前线，那体毛消失这项巨变无疑给免疫系统带来某种影响。有人从分子生物学的角度调查了人类的基因进化，结果显示：不管是巨噬细胞中的物质CD209，还是角化细胞中的Toll样受体，抑或是Toll样受体中的基因排序，都与猴类、类人猿（黑猩猩、大猩猩等）相似[17]。另外，我们都知道痛风是一种自身免疫性疾病，而在哺乳类动物中，会患上痛风的只有人类和类人猿。

还有人比较了尼安德特人与现代人的基因，发现被病原体感染的现代人细胞中，存在一种被称作NOD样受体（NOD-like receptor，NLR）的蛋白质，这种物质很有可能源自尼安德特人[18]。的确，体毛消失后的数十万年间，人类的免疫系统有可能在各类亚种的杂交之中不断完成进化。

最后我们来看看体毛消失对皮肤免疫系统的影响。我们可以认为，体毛消失虽然使寄生虫、病原体更有机会频繁地接触人类皮肤，但同时也使人类的免疫系统变得越发精密，比如朗格汉斯细胞表面的枝状物可以延伸到表皮的最表层，而构成表皮的角化细胞也可以说是免疫系统的一部分。另外，由于免疫系统过于敏感，一旦遇到新的威胁，就会有过敏以及患自身免疫性疾病的风险。这一部分我们会在第五章详谈。

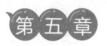

失控

——

错乱的皮肤

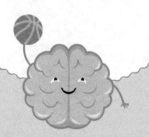

在第二章，我们描绘了现代人类的共同祖先——诞生于非洲的智人在数万年前离开非洲，进入西亚乃至遍布整个亚欧大陆的过程。他们一路上面临诸多严酷的环境，发挥了高度的适应能力，千方百计地谋求生存，反复制造并改良各种道具和武器。最终，他们建立了强大的帝国，又几经波折，在世界的每一个角落构筑了如今的繁荣。

如果说以上这些是我们人类之荣光的话，那潜藏在其背后之黑暗中的又是什么呢？答案其实在上一章的结尾笔者略有提及，它与人类的发展相生相随。人类在进化过程中的确构建出了一套高度敏感的免疫系统，但也不得不面对由金属、居住环境等引发的"文明病"，如过敏、免疫系统失控而导致的自身免疫性疾病等。

在本章，我们将一同探寻皮肤机能失控的秘密。

干燥
——过低的环境湿度与表皮

环境湿度的变化究竟会给我们的皮肤带来何种影响？

很早以前，在皮肤科学的世界里，"干燥会导致皮肤状态的恶化"已经是一条公理。特别像在日本这样冬天寒冷干燥的国家，因皮肤状态的恶化而引发过敏性皮炎等炎症很常见。

40多年前的某篇论文显示，不管是高温干燥的工厂，还是冷气开得过冷而干燥的办公室，都会使皮肤发红，出现轻微炎症。这两种环境的相对湿度都低于35%，于是该研究者又引入了加湿器，发现两种环境下的皮肤炎症有所减轻。由此，这篇论文得出这样一条结论：温度变化，环境湿度下降会引起皮肤问题[1]。

但是，干燥——换言之，环境温度过低是通过怎样的机制导致皮肤状况恶化的，这一点至今仍是未知。

关于"湿度"这个概念，通常分为"相对湿度"和"绝对湿度"。这两者在我们接下来的论述中很重要，笔者先就此说明一下。

相对湿度与绝对湿度

　　温度较高时，空气中水分含量增加，较低时则减少。这一点只要经历过闷热的夏季和干燥的严冬就能明白。高温环境下，空气中含有的水分量比低温环境要高。在某一温度下，存在于空气中的水分的最大量和实际含有量之间的比值被称作相对湿度。所以，炎热时的相对湿度100％与寒冷时的相对湿度100％即使数值相同，但空气中的实际含水量一定是温度较高的时候更多。绝对湿度则是指在任意温度条件下，1千克的空气与其含水量的比值。

　　笔者在前文中也有提及，想要调查湿度（而不是温度）对皮肤的影响，就必须设定两个相同温度的环境——一边干燥，一边湿润。简而言之，在两个相同温度的环境下，比较其绝对湿度的高低。

　　笔者在留学时期做的最后一项研究就是调查低湿度的干燥环境对表皮的影响。但可惜的是，在研究未完成的情况下留学结束了。回国后不久，也就是在1996年下半年，笔者为了弄清环境湿度对角质层屏障功能以及皮肤炎症的影响机制，又继续开始该研究。最初猜测，一旦皮肤暴露在干燥环境下，炎症以及角质层屏障功能就会立刻减弱。根据这个猜测，笔者开始准备实验设施。不料，想要设置温度相同且绝对湿度不同的环境竟然异常麻烦。正常情况下，要使某样东西变干燥，就像使用洗衣机的干燥功能一样，提高温度即可。先这样操作设置一个较低的绝对湿度，只降低其温度，必须降到与对比组的较高的绝对湿度一致。

笔者购买了用于工厂和食品仓库的干燥器。这套装置可以吸收密闭空间内的空气，再利用内置的热风系统蒸发水分，将含有水分的高温空气排到室外，剩余的空气返还到室内。但实际使用后笔者才发现，被返还到室内的空气竟然比室外空气暖和。不得已，笔者必须将空气导入长度为10米左右的管道，再把管道缠绕在空调周围，以降低温度。这套操作让笔者的实验室天花板看起来像八岐大蛇（日本神话中的巨型蛇妖）降临了一般。

虽然费了不少功夫，但总算是设置了两个温度相同、湿度不同的环境。接下来，开始实验。笔者得到了庞大的数据。

在极其干燥的环境下，皮肤并没有立刻出现损伤。换句话说，笔者的猜测出现了偏差。就这样，笔者一直观察数据，但始终没有任何明显变化。不仅如此，一周之后，实验皮肤的角质层加厚，就连屏障功能受损后的恢复速度也加快了[2]。

笔者根据数据冷静思考了一番，认为这个结果是合理的。人类，或者说生物的身体构造经常具有适应环境变化的能力。暴露在干燥环境之中的身体，为了适应环境而提高了角质层屏障功能，这是再自然不过的了。像这样体现表皮适应能力的例子在我们身边还有很多。就比如老茧，是皮肤反复受到压力和摩擦后，表皮的角质层变厚而形成的，可以说这就是一种适应能力，使反复受到摩擦的部分变得更加结实。因此皮肤应对干燥时，采取同样的反应也没什么奇怪的。

临床报告显示，在干燥的冬季，过敏性皮炎等皮肤屏障功能方面的病变情况有所增加，这又是怎么一回事呢？

谜底揭晓的关键在于S博士的一句话。S博士具有敏锐的观察力，他提醒我皮肤暴露在干燥环境下约两天后，表面会出现一层像头皮屑一样的东西。笔者旋即将暴露在干燥环境中48小时的皮肤角质层用透明胶带小心翼翼地剥了下来。结果发现，面对平时不会引起任何反应的微弱刺激，暴露在干燥环境中48小时的皮肤竟然出现了严重的炎症[3]。这与洗涤剂引起的刺激较为相似。

48小时后，皮肤上到底发生了什么？细胞因子IL-1α在角质层下有所增加[4]，它就是导致炎症的原因。不仅如此，位于免疫系统最前线的朗格汉斯细胞，以及引起瘙痒的组织胺（Histamine）都有所增加[5, 6]。

又过了两周，笔者先将皮肤放置在湿度较高的环境之后再让其暴露在干燥环境中，结果发现角质层的屏障功能下降[7]。可见，表皮的角质层能够适应从普通湿度到干燥的变化，但这个变化一旦过大，角质层就会无法跟上，从而出现屏障功能受损的现象。

从这个结果我们可以推断出一到冬季过敏性皮炎普遍恶化的原因。其实，环境干燥这一个外在因素并不会造成什么，但过敏性皮炎患者本身有其内在的病因，即表皮屏障功能过弱。所以是外因和内因的双重影响引起了炎症。

近年，在发达国家中，过敏性皮炎的发病率有所增长。笔者推测其中一个原因，就是居住环境的变化。尤其在日本，人们过去居住在通风条件较好的木制房屋中，但现在却喜欢上了密闭性较高的居住空间，加之空调设备的进步和广泛普及，结果就导致夏天室外湿度高，室内湿度低；冬季户外湿度低，室内使用加湿器湿度高。每一次人们进出家门，皮肤就相当于经历了一次自然的季节变换所达不到的湿度剧变，并且对此无法适应，久而久之皮肤的屏障功能便会受损。人类的皮肤经历了漫长岁月而进化出的角质层屏障功能，在面对正常的季节变化中产生的缓慢湿度变化时能够增厚角质层去有所应对。但面对近几十年来人类主动营造的居住环境的变化时，皮肤却显得束手无策。

所以说，表皮，或者说角质层是人与环境的界限，环境的异常变化都会首先反映在这界限之上。

保湿的意义

　　过低的环境湿度，也就是干燥的确会造成皮肤状态的恶化。外界的刺激和内部病因使皮肤变得敏感，受到些许刺激就会出现炎症。可见，从医学上看，"干燥乃皮肤之大敌"是正确的。

　　如此说来，涂抹长期用于护肤药剂和化妆品的保湿剂，给予皮肤表面滋润和水分真的能改善皮肤状态吗？

　　2001年1月9日至2月26日，田上八朗博士及其研究团队在这段室外湿度较低的六周时间里，让19～37岁的健康女性往自己的半张脸上一天涂抹两次广泛用于保湿剂的甘油以及富含赤藓醇的乳膏，再对比另外半张脸，来验证角质层的功能。到了六周后的检测时间，博士要求这些女性在检测开始前30分钟清洗面部，再到室温22℃以下、湿度50%的环境里，减少她们汗腺的活动。如此检测之后，脸上乳膏的成分不会对角质层含水量、表皮屏障功能产生影响。

　　田上八朗博士开发的角质层水分测定装置的检测结果显示，使用过保湿乳液的半张脸上，角质层中的水分含量有所上升，透过角质层而蒸发的水分有所减少，这说明角质层的屏障功能得到了改善。除此之外，造成炎症的细胞因子IL-1α的相对比例也有降低的趋势[8]。

　　我们已经知道干燥环境会促使皮肤上的组织胺增加，造成皮肤瘙痒。那如果将甘油和多用于各种软膏的凡士林（vaseline）分别涂抹在干燥环境中的皮肤上，会对组织胺的生成量有怎样的影响呢？笔者就这个问题展开了研究。我们需要知道，凡士林是从石油中提炼出来的一种碳化氢，类似石蜡，涂抹在皮肤上会如同塑料膜一般，由此提升角质层的水分。透过角质层渗出的身体水分在这里被拦截，于是达到保湿效果。

　　研究结果显示，甘油没有效果，而凡士林却能正常保持角质层的水分，抑制组织胺的增加[6]。

　　可以说，当皮肤暴露在干燥环境中时，保湿剂的护肤效果能明显预防皮肤炎症和瘙痒等症状出现。

　　人类皮肤在进化过程中经历了各种环境变化，如季节带来的湿度变化、温度的缓慢变化等，皮肤对这些都是可以有所应对的。但是，人类为追求舒适的生活而发明的许多能够改变环境的技术，导致自然进化出的皮肤适应系统不能有效应对一些事态，跟不上外界的剧变。这一点在发达国家尤为明显。在这种情况下，我们就需要在了解皮肤本身的生理构造的基础上保养皮肤。

皮肤的紊乱
——过敏机制

　　过敏是免疫系统的过剩反应。日常生活中，杉树和猪草的花粉、螨虫和蟑螂的粪便及尸体都会成为抗原，有些人的免疫系统会对这种程度的异物产生反应。当然，除此之外，还会有各种不同的物质因人而异变成抗原，从而引起过敏。如今，发达国家中激增的过敏性皮炎和花粉症等皮肤疾病已经成为一大问题。

　　笔者在这里首先围绕前文中提到的适应性免疫来说明过敏的一般性原因。简而言之，过敏是因为2型T细胞的活跃程度超过了1型T细胞。

　　花粉中含有的某些蛋白质会引起抗原的产生。朗格汉斯细胞一旦判断这些异物是病原体的话，就会将它们的"通缉照片"通知给淋巴结，被激活的2型T细胞会驱动B细胞产生抗体去消灭抗原。抗体（antibody）有时又被称为免疫球蛋白，有若干个种类，其中引起过敏的是一种叫作IGE的抗体。1966年，石坂公成与石坂照子博士首次发现免疫球蛋白IGE[9]。

　　人类呼吸器（从皮肤、鼻腔一直到肺部）的表面以及眼睛的黏膜上都有一种叫作肥大细胞（mast cell）的粒细胞。免疫球蛋白IGE附着在肥大细胞上，被激活的肥大细胞会释放引起瘙痒的组织胺，有时也会在气管和支气管释放一种叫作白细胞三烯的物质，引起支气管收缩，导致呼吸困难。而眼睛和鼻子为了排除抗原，会不断排出泪水和鼻涕。如果这些反应造成血管扩张而进一步蔓延至全身，就会导致呼吸困难、血压下降，甚至造成死亡。这些都叫作过敏性反应。

　　为什么会有免疫球蛋白IGE、肥大细胞这些如此"不安分"的存在呢？原来，这是为了排除寄生虫等较大的病原体。这些病原体入侵身体后，身体会召集免疫系统的细胞，使气管收缩，分泌眼泪和鼻涕，从而排除异物。

　　说到近年来过敏症患者激增的原因，有人认为，这与发达国家卫生条件改善，人们在幼年期与病毒的接触减少有关。因为这反而会妨碍免疫系统的成长，使人们更加敏感[10]。的确，曾有研究显示，幼年期生活在细菌较多，或者说卫生条件不太好的环境里的孩子，以及有吮吸手指、咬指甲这些习惯的孩子，反而不容易患上哮喘、过敏性皮炎等过敏性疾病[11]。不过，最近有人反对这种观点。因为人类免疫系统的机制至今仍未被全部探明，前文中提到的控制免疫反应的TREG细胞就不受环境的影响。在有些农场，4～5岁的幼儿会喝未杀菌的牛奶。得益于TREG细胞的作用，他们很少会得哮喘[12]。

过敏性皮炎

　　说起皮肤过敏，大家首先能想到的应该是过敏性皮炎。实际上，笔者也深受其害，从小学时患病至今，已经有50多年了。笔者年幼时，社会上流行过湿疹，当时还没有"过敏性皮炎"这个概念。石坂博士发现免疫球蛋白IGE时，笔者也不过6岁。那时的人们还认为湿疹不是由病原体感染导致的。直到20世纪70年代，笔者上初中的时候才被明确确诊为过敏性皮炎。

　　随着近年来过敏性皮炎患者的增加，关于病因出现了各种假说，比如有人认为是大气污染。废气当中含有一种叫作活性氧的物质，这种物质可以使其他物质发生氧化反应。铁接触到活性氧会生锈，而构成人类身体的脂质与蛋白质则会发生化学反应。实际上，已经有人发现，与单独施用过敏原相比，将活性氧和导致过敏的抗原一同施用在动物身上所产生的免疫球蛋白IGE的数量能多数十倍。

　　这里，笔者想起了一些个人经历。笔者少年时期在农村长大，家门前的河里还有香鱼，到了夏天，有萤火虫飞舞，乡下除了几条大路全是砂石路。如果只是这样还不算糟糕，但家门口的那条路上，经常有乡下人用双轮拖车载着粪肥来回走动，所以也不能说特别干净。

　　笔者出生于1960年，与同时期的孩子相比有些与众不同。出于父亲留学的缘故，笔者2~4岁的这段时间是在澳大利亚生活的。对当时的日本人来说，像牛肉、牛奶这样的肉制品和乳制品还是很珍贵的食物，但年幼的笔者却经常能吃到。由于这个原因，笔者在回国之后很长一段时间内，吃不惯鱼类、蔬菜、咸菜等日本料理，依然只吃肉食。

　　后来，日本人的饮食习惯发生了明显的变化：超市里摆上了廉价的进口肉，有美国的，还有澳大利亚的；定期配送的瓶装牛奶退出了人们的生活，取而代之的是满满一升的盒装牛奶。笔者一直认为，饮食习惯的变化与过敏性皮炎患者的增加有着某种关系。

　　最近，日本医科大学的某项研究调查比较了70名健康人与70名过敏性皮炎患者的饮食习惯。结果显示，相比于健康人，过敏性皮炎患者摄取了更多的碳水化合物，更少的肉类、油脂和酒精，令人感到意外[13]。如此看来，我们很难把饮食生活与过敏性皮炎直接联系在一起。

即便如此，我们也可以试着去发现间接联系。在前文笔者提到过肠内的细菌群，又称"肠内菌群"。我们现在已经知道肠内菌群的构成与过敏性皮炎的病情有着密切的联系[14]。饮食生活习惯的改变会使肠内菌群发生变化，可能对人体免疫系统产生作用。从某种意义上说，肠内也属于人体的"外部"，于是在与外部的相互作用之下，个体的免疫系统也发生了变化。

过敏与遗传

　　与环境因素共同发挥作用的还有遗传因素。家母在笔者高中一年级的时候，因哮喘发作不幸去世，所以笔者的基因里很有可能含有与过敏性疾病相关的成分。不过仅凭遗传方面的因素，并不能说明近年来过敏性皮炎患者增加的原因。

　　2006年，一篇论文指出，过敏性皮炎患者的遗传性原因是角化细胞产生的丝聚蛋白（Filaggrin）发生了基因变异。患有哮喘的爱尔兰人、苏格兰人，以及过敏性皮炎患者，他们的丝聚蛋白发生了程度较高的基因变异[15]，丝聚蛋白的异常还影响了表皮的形成。最近，笔者与同人就利用培养基表皮证明了这一点[16]。但实际上，若将该论文的调查结果与其他国家比对就能发现，日本、韩国以及中国的过敏性皮炎患者，他们的丝聚蛋白基因很少发生变异[17]。

　　立足于这些研究结果，笔者的恩师艾里亚斯博士提出，丝聚蛋白的基因变异对过敏性皮炎的影响在各个地区是不同的[18]。如果是在北半球且纬度较高的地区，如爱尔兰、苏格兰等地，丝聚蛋白的基因变异与皮肤炎症的关联性有可能更高；而在中纬度及以下地区，关联性可能更低。之所以得出这样的结论，是因为丝聚蛋白在形成角质层的时候，会产生一种叫作尿刊酸（urocanic acid）的物质。尿刊酸是天然的紫外线防御物质，因此在紫外线较强的地区会有丝聚蛋白发生变异的个体，他们的尿刊酸分泌状况异于常人，结果就会使紫外线引起的皮肤癌发病风险上升。所以在进化过程中，那些丝聚蛋白没有发生变异的个体才得以存活。

生物在某种程度上也需要紫外线，因为皮肤表皮接受紫外线的照射会合成有利于骨骼生长的维生素D。在紫外线辐射较强的赤道地区，人们的肤色就会较黑；而在高纬度地区，为了让表皮尽可能地吸收稀少的紫外线，就会形成晶莹雪白的肤色。所以在这种情况下，就没有必要分泌尿刊酸，而生产尿刊酸的丝聚蛋白即使发生了变异，既不会影响生物生存，也不会被淘汰。

接下来，笔者想谈一下感想。20世纪90年代初，用于放大扩增特定的DNA片段的分子生物学技术——PCR（聚合酶链式反应）迎来了商业化，我们可以轻易地了解基因变异，所以那个时期的医学研究比较流行从基因方面寻找各种疾病的原因。每个时代有每个时代的研究，比如19世纪末，像罗伯特·科赫（Robert Koch）、北里柴三郎博士那样利用显微镜探究病原菌是当时医学研究的最前沿。20世纪初，野口英世博士开始从事研究，用显微镜去探究当时尚未确定的传染病病原体，如狂犬病、黄热病等。但遗憾的是，这些病原体上无法用当时的显微镜观察到的病毒，在电子显微镜发明之前都无法被观测。结果，野口英世博士因感染黄热病不幸逝世。

我们再回到过敏性皮炎。20世纪80年代，研究者们纷纷把目光集中在皮肤角质层屏障功能受损这一点。人们普遍认为细胞间脂质成分之一的神经酰胺（ceramide）的减少是过敏性皮炎的病因。确实，相比于正常人，过敏性皮炎患者的角质层上神经酰胺的生成量过少。但这是病症的结果，而并非原因。丝聚蛋白也是如此。

目前，田上八朗博士的研究团队已经证明，过敏性皮炎的角质层屏障功能受损不是遗传性因素造成的[19]。针对有过敏性皮炎征兆的父母所生的新生儿（出生后2~14天），以及无过敏性皮炎征兆的父母所生的新生儿，研究人员分别测定了他们的角质层屏障功能和角质层含水量。

最终，为期半年的检测结果显示，出生一个月之后，两类新生儿的角质层功能没有什么不同。也就是说，遗传因素对角质层功能并没有直接影响。但是，到了孩子出生三个月之后，有过敏性皮炎征兆的父母所生的孩子，他们手臂上的角质层屏障功能有所减弱。说明在这个阶段，这类孩子的身体开始出现炎症了。田上博士由此认为，过敏性皮炎患者的角质层神经酰胺的减少，以及屏障功能的减弱，都是皮肤有炎症的结果，并非原因。

笔者认为，过敏性皮炎是由各种遗传性因素与外界环境因素共同作用而导致的。生物的免疫系统，尤其是人类的免疫系统非常复杂。正因为复杂，人类才需要应对各种外部和内部因素的变化。换句话说，我们需要根据不同的个体与地区采取不同的对策。

艾里亚斯博士提出了一套过敏性皮炎的治疗方案，名为"内外结合法"[20]。一方面，过敏性皮炎有免疫系统方面的因素，需要对此进行内在的医治；另一方面，即使没有免疫系统方面的缺陷，角质层屏障功能的持续减弱也会引发炎症[21]，这时就需要采取一些强化角质层屏障功能的外在措施。

人类失去体毛后，皮肤直接裸露在外界环境中，这意味着皮肤变得更容易受外界的影响，例如紫外线、大气污染物、病原菌、病毒以及皮肤上的菌群。正如遗传性因素在每个人身上的情况不同一样，每个人出生、成长过程中受到的环境性因素也不同。过敏性皮炎以及其他与免疫系统相关的过敏性疾病，无一不反映了患者个体的出生与成长的环境情况。个人的遗传性因素和环境性因素在心理学、精神医学方面颇受重视，所以在过敏性疾病的治疗中，笔者作为一名皮炎患者，像这种基于个人情况的处理也是很有必要的。

这比喻也许有些不恰当。电风扇、空调、微波炉、电冰箱在企业间的相互竞争中，逐渐具备了各种各样的功能，但结果就导致像笔者这样对机械方面一窍不通的人越来越不想使用。电器可以"反向进化"去适应老年人而方便他们，但生物的进化却没那么容易。特别是现代人，他们远离诱发进化的环境，定居他处，随意地改变饮食习惯和周围的环境。

总之，我们人类现在已经处于一个特别的时期，是时候停下脚步，思考一下自己的身体系统在进化过程中发生的种种变化了，并以此为前提去摸索新的生活。

过敏性皮炎与瘙痒

最让过敏性皮炎患者感到痛苦的就数瘙痒了，笔者也是如此。叫疼能引起别人的同情，而一边喊痒一边挠脖子，不仅不会让别人同情，还会被人嫌脏。不经历的人是不会明白这种痛苦的。尤其到了晚上，瘙痒让人夜不能寐，无精打采。笔者的一位朋友是皮肤科的教授，他告诉笔者，来自己单位皮肤科看病的80%左右的患者都在哭诉自己的瘙痒问题。

20世纪中叶开始，人们推测瘙痒是表皮与神经相互作用引起的症状[22]。因轻度烫伤而失去表皮的皮肤在受到刺激后只会产生痛感，而不会产生瘙痒。某位皮肤科教授为了证实这一点，将自己的皮肤表皮剥落并涂上组织胺，他发现自己只有痛感，没有产生瘙痒。因为组织胺导致的瘙痒必须有表皮参与。由此我们猜测，构成表皮的角化细胞与组织胺产生的瘙痒以及非组织胺产生的瘙痒都有关系。

我们稍微换个话题。人们一般都会觉得出汗会使过敏性皮炎恶化。关于这一点，慕尼黑工业大学的研究人员发表过一个有趣的研究结果。我们都知道，汗水是咸的，这意味着其中含有盐，也就是氯化钠。在氯化钠浓度过高的环境下，刺激B细胞使其产生抗体的2型T细胞在数量上会变得多于1型T细胞[23]。笔者在前文论述过，免疫球蛋白IGE增多会刺激肥大细胞，从而产生组织胺、白细胞三烯等引起炎症和瘙痒的物质。

人类没有体毛之后，变得可以出汗排热。但也许这成了过敏的原因之一。

最近十年，人们通常把瘙痒分为两类：一类是像得了荨麻疹或被蚊虫叮咬后皮肤变红时产生的瘙痒，这种瘙痒是由组织胺引起的，所以被称为"组织胺性瘙痒"。药店销售的止痒药物中大都含有抑制组织胺的成分，但很遗憾的是，这些成分对过敏性皮炎产生的瘙痒效果并不明显。因为过敏性皮炎产生的瘙痒与组织胺无关。另一类瘙痒就像患上过敏性皮炎时一样，与组织胺无关。就在前不久，有人发表了论文，证明了这两种瘙痒的存在。接下来，我们就沿着这篇论文去探究一下"瘙痒"。

当视觉、听觉受到刺激时——比如眼睛受到强光照射，耳朵听到噪声，我们大脑表面的特定部分会发生反应。捕捉这种反应的彩照，我们经常可以在科学杂志里看到。这种照片是由名为NMRI（磁共振成像）的装置生成的，该装置是日本研究者发明的，多用于大脑活动的视觉成像。而这篇论文的作者就是利用NMRI去调查注射组织胺后产生的皮肤瘙痒与过敏性皮炎产生的瘙痒。调查结果显示，在这两种情况下，大脑的反应区各有不同[24]。也就是说，注射组织胺后产生的皮肤瘙痒与过敏性皮炎产生的瘙痒，虽然在感觉上相差无几，但人的大脑是用不同的区域去进行感知的。

在这项发现之后，皮肤科学的国际会议上甚至开始出现了相关议题的研讨会。除此之外，不少人还提出过其他假说。其中有一项假说比较有名：过敏性皮炎患者的皮肤表皮中含有大量异于常人的神经纤维，所以会引起瘙痒。论述该假说的论文中还刊登了皮肤横截面的照片，照片显示正常人的皮肤表面没有神经纤维，而过敏性皮炎患者的表皮上舒展着较长的神经纤维。

大部分人相信，神经既能感知疼痛，也能感知瘙痒。实际上，这个结论只是看上去很有道理。

使用百分之一毫米厚的表皮切片的薄片，并使用特殊方法给切片上色，在这种情况下，只能观察到凹凸不平的神经纤维碎片。举个例子，就好比把一棵枝繁叶茂的大树从正上方切到底部，通过切片观察到的就相当于这棵树的横截面——只能看到树干，几乎看不到枝叶。所以通过观察切片这种方法，即使推测出过敏性皮炎患者的表皮神经纤维增多，也仍然不知道增加的到底是从皮肤深处延伸到表皮的纵向神经纤维，还是在表皮中向四面延伸的横向神经纤维。换句话说，必须用立体展示的方式才能观察到表皮中的神经纤维构造。

笔者为了弄清这一点，特意使用了能够观察皮肤组织内部立体构造的双光子雷达显微镜，还与日本东北大学皮肤科学研究室的教师们一同观察正常人与过敏性皮炎患者的表皮神经纤维。

令人惊讶的是，观察结果完全出乎预想——正常人的表皮当中也有神经纤维，不仅有而且数量众多；而过敏性皮炎患者的表皮中虽然有较长的神经纤维，但不管是密度上还是纵向神经纤维的数量上，都比不上正常人[25]。

笔者为了打消自己的疑虑，又仔细观察了皮肤的表面和横截面。为了准确数出神经纤维的数量，笔者还请千叶大学的物理学研究者制作了专门的程序。结果仍然没有

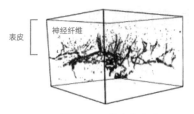

图5-1　正常人的皮肤

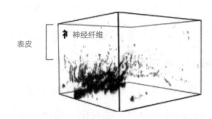

图5-2　过敏性皮炎患者的皮肤

变化。于是笔者将该研究成果投稿到一家英国的皮肤科学杂志，并马上得到录用刊登。就这样，我们明白了过敏性皮炎患者的瘙痒与表皮内神经纤维的数量没有关系。那么造成瘙痒的原因到底是什么呢？

瘙痒的原理

目前，有好几篇报告显示，引起过敏的物质通常会引起角化细胞兴奋，减弱角质层的屏障功能。其中一篇是笔者的一位韩国学者朋友写的论文。

该论文认为，螨虫、蟑螂等过敏源（抗原）具有蛋白质分解酶（蛋白酶）的作用。具体来说，角化细胞中存在一种叫作PAR2（Protease Activated Receptor 2）的物质，这种物质受到蛋白酶的作用后会令角化细胞活跃，从而引起角质层屏障功能的减弱[26]。

人们一般认为，除了造成花粉过敏的抗原之外，很多引起其他过敏反应的抗原中都含有蛋白酶。但是，笔者的一位同事却颠覆了这一常识。他发现，杉树的花粉中虽然没有蛋白质分解酶，但是这种抗原一旦与角化细胞接触后，会激活角化细胞中含有的蛋白酶[27]。也就是说，杉树花粉会通过角化细胞中含有的蛋白酶去破坏皮肤角质层的屏障功能。此外，这位同事在研究中还发现了一种新的生化过程[28]。

　　笔者的同事K博士发现了来自日本杉树的过敏源——CRYJI会减弱角质层的屏障功能。另外，同事N博士则发现了PAR1这种物质（并非上文中提到的PAR2）与瘙痒的产生有关，从而确定了血液凝固因子凝血酶这种蛋白质与瘙痒的产生有一定的关系[28]。日本有一部叫作《新哥斯拉》的电影，其中制伏哥斯拉的武器就是凝血酶。而杉树花粉在减弱角质层屏障功能的过程中，竟然也有凝血酶的参与，这一点实在让人惊讶。

　　关于组织胺之外的因素所导致的瘙痒，也有不少论文去揭示其中的原因[29]。其中有一篇文章认为，引起这类瘙痒的首要原因就是笔者在前文提到过的PAR2。具体来说，像螨虫、蟑螂等导致过敏性皮炎的抗原会激活PAR2，从而使角化细胞兴奋并释放TSLP（胸腺基质淋巴细胞生成素）。这种物质会刺激末梢神经，引起瘙痒。由于整个实验过程中使用的是基因修饰小鼠，所以实验结果是否符合人类过敏性皮炎瘙痒的原理，还需要做进一步研究。该文章也间接说明了角化细胞是解释瘙痒原因的一个重要突破口。

　　刚才笔者谈到，PAR2会减弱角质层的屏障功能，抗原就更容易进入皮肤。这会导致过敏性皮炎的恶化，皮肤屏障功能进一步弱化，同时引起瘙痒，使患者寝食难安不断抓挠，进而引发炎症，恶性循环。除了PAR2，PAR1也可能引起这样的恶性循环。

想要从根本上治疗过敏性皮炎引起的瘙痒，就必须从其根源抑制角化细胞的兴奋，这才是重点。

此外，上文中提到的那篇文章还说明了两个意外发现。这两个发现都得益于双光子雷达显微镜的使用。

第一个发现与过敏性皮炎患者的皮肤神经纤维的形态有关。我们已经知道，患者皮肤中的神经纤维数量少于常人，但他们的皮肤厚度是常人的两倍以上。这是因为他们皮肤中的神经纤维不再向四周伸展，而是上下延伸。这也许是神经纤维周围的液体流动导致的。一旦患上过敏性皮炎，皮肤表面的水分就会不断蒸发，进而产生皮肤内部向外部的液体流动。

为了验证这一点，笔者的同事K博士在培养皿中沿着神经细胞上伸展着的神经纤维使培养液流动。神经纤维在培养液的流动中果然有所伸展。这个结果也许能在治疗脊髓等神经纤维受损时发挥作用，虽然我们已经知道一些物质可以伸展纤维，但用这个方法，我们只需要在神经纤维伸展方向上建立液体的流动即可。K博士的这项研究结果最终被期刊《生化与生物物理研究通讯》（Biochem Biophys Res Commun）采用[30]。

第二个意外发现与过敏性皮炎患者的皮肤变红有关。皮肤炎症往往会引起表皮变红（红斑），这是因为通过表皮中的细小血管（毛细血管）的血液增多。但血液是如何增加的？是血管变粗还是分叉的血管增多？

将患有炎症的皮肤切下薄片制成标本后可以发现，血管的横截面会层层相叠；但过敏性皮炎患者的皮肤的血管则是分叉增多。

之后，笔者一行人将过敏性皮炎患者皮肤的立体画像展示给日本东北大学皮肤科学研究室的一位教授。这位教授只对表皮的神经感兴趣，并没有仔细去看真皮中的毛细血管。看完照片之后他说道："你们看，真皮里这团软绵绵的东西是什么？"

经教授这么一提醒，我们也确实看到，发红的皮肤内部，也就是真皮部分的血管盘曲了起来，就像小肠一样。

"这应该是血管吧。只有皮肤出现红斑的时候，血管才会变得柔软松弛吧。"

"不，这应该是个意外发现。看来皮肤科学的研究者们有必要从解剖学的角度重新审视一下红斑情况下血管内的血液流动情况。"教授有些兴奋地说道。于是，在教授的建议下，我们重新思考了一下，将那张展示血管柔软松弛的照片与展示正常皮肤下的血管的照片对比研究写成论文，并向皮肤病理学的国际杂志投稿。结果，稿件得到了受理，并在连载版上发表[31]。

果然，在研究方面有一个好的工具是何其重要。

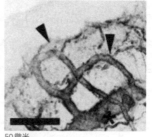

正常人的皮肤

50微米

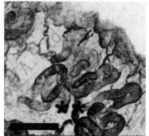

过敏性皮炎患者的皮肤

50微米

图5-3　皮肤表面的血管构造变化

自身免疫性疾病
——癌症

　　免疫系统在身体已经提示自我证明物质（参与抗原识别的蛋白质MHC）的情况下，仍然攻击自身细胞，这就是自身免疫性疾病。一般认为这种病的病因与身体免疫的控制系统息息相关。

　　首先，我们来看看之前提到的在胸腺中发生的失误，这一点尤为重要。T细胞从朗格汉斯细胞那里得到病原体的信息与自我证明物质MHC后，会被送到胸腺。在那里，对自身——MHC产生反应的T细胞会被排除。但是，有些没有被成功排除的T细胞就会开始攻击人体器官。

　　免疫系统攻击皮肤后会引发干癣这种疾病。造成该疾病的罪魁祸首就是免疫细胞释放的细胞因子TNF-α。所以，治疗干癣的药物中多含有抑制这种细胞因子的成分。

　　除此之外，免疫细胞错把关节膜当作"外敌"时会导致类风湿性关节炎；免疫细胞攻击肾脏等部位时会导致全身性红斑狼疮，攻击中枢神经时会导致多发性硬化症。总之，原本保护自己的免疫系统因失控而造成的疾病都很严重。就像干癣这样的疾病，即使知道了病因，也无法制造出疫苗，只能实施一定的治疗措施。

痛风也与免疫系统有关。我们很早就知道，痛风的原因在于尿酸。公司职员到了中年以后，每年接受体检时比较在意的一项就是血液中的尿酸值。尿酸值过高就会形成一种叫作尿酸钠的结晶，而身体系统一旦认定尿酸钠结晶为异物，就会释放细胞因子，从而引发炎症。大多数哺乳类动物的体内都含有分解尿酸的酶（尿酸氧化酶），所以不必担心尿酸的积累，然而红毛猩猩、大猩猩、黑猩猩等类人猿以及人类却没有这种酶。如果我们把吼猴、罗猴这两种猴类动物血浆中的尿酸值设定为2的话，那红毛猩猩、大猩猩、黑猩猩的尿酸值就为10，人类的话则接近25[32]。

为什么人类与类人猿没有尿酸氧化酶呢？有人认为，这与人类、类人猿过上了白天生活有关[33]。白天活动，就意味着身体要接受太阳紫外线的照射。久而久之，体内的有害氧化物会增加。这一点在体毛消失的人类身上体现得更加明显。尿酸具有抑制氧化物的作用，因此在进化过程中，失去尿酸氧化酶的类人猿和人类才得以存活。

曾有一项针对中国人的调查显示，多吃素食的人尿酸值较低[34]。很多猴类属于草食动物，而红毛猩猩和黑猩猩却是杂食动物，大猩猩也吃昆虫。人类自不必说，属于杂食动物，能够进食热量较高的肉类，所以能量摄取更加高效。笔者认为这也是人类繁荣的一个重要原因。可是生物的进化一旦朝着某一方向前进之后，在很多情况下其副作用也会随之而来。

正如前文提到的那样，免疫系统本就含有调节性T细胞，当免疫系统功能过剩时，它就会发挥作用。免疫学专家多田富雄博士曾有过预言，坂口志文博士也证实过：如果能够调整免疫系统的调节装置，就能确立自身免疫性疾病的根治方法[35]。

接下来，我们来谈谈免疫系统的漏网之鱼——癌症。

很多人都期望癌症疫苗的问世，但这很难做到。癌症部位的确含有癌细胞特有的蛋白质碎片，但癌细胞将其限制在了细胞内部，无法被免疫系统发现。目前，只有宫颈癌有相应的疫苗，因为这种癌症是感染人类乳头瘤病毒（HPV）引起的，而人类乳头瘤病毒是可以通过疫苗预防的。

可见，明白了免疫系统的结构之后，就能够考虑新的对策。本庶佑博士、石田靖雅博士发现了造成T细胞功能减弱的受容体PD-1[36]，这种物质可能成为抑制免疫系统功能过剩的一个契机。癌细胞含有一种可以激活受容体PD-1的蛋白质PD-L1，癌细胞可以将这种蛋白质移动到细胞表面，以此躲过T细胞的攻击。要是开发出PD-1的抗体，使其无法发挥作用的话，就能够阻止癌细胞减弱T细胞的功能[37]。根据这一思路，科学家们开发出了PD-1的抗体——治疗药物纳武单抗（nivolumab，商品名OPDIVO）。该药物对多发生于皮肤且极易转移的恶性黑色素瘤的治疗颇具效果。本庶佑博士因为发现了PD-1获得了诺贝尔医学奖。

　　笔者认为，扎实推进免疫系统的基础性研究是治疗疑难病症的重要路径。那些只靠探究癌症机能难以发现的方法，却在免疫系统的研究中被发现了。所以，做研究不能只盯着眼前，还需要通过基础研究去理解生命机体的各种系统。本庶佑博士的发现就十分清晰地证明了这一点。

精神压力与皮肤

生活在远古世界的人们，因为没有留下记录，我们无法作出判断，但对现代人来说，精神压力的确给皮肤带来了不好的影响。

1995年，日本的大阪、神户地区发生了大地震。当时，过敏性皮炎患者的症状与其所住房屋的受损程度发生了某种关联[38]。还有报告显示，过敏性皮炎患者精神不安、患有抑郁症的概率较高[39]。另外，一般人也认为，精神压力过大会导致皮肤状况的恶化，而皮肤疾病也会反过来影响精神问题。

21世纪初，笔者的恩师艾里亚斯博士用实验证明了精神压力与皮肤状态之间的关系。他以自己执教的加利福利亚大学洛杉矶分校的学生为对象，对他们的皮肤屏障功能进行了实验。结果显示，学生们的皮肤屏障功能明显恢复得较慢[40]。（笔者也提醒诸位，在实验中一定要注意保护好皮肤。）其实，笔者也曾邀请20~30岁的女性进行斯楚普测验（stroop test），以检测精神压力与皮肤屏障功能恢复速度之间的关系。在这场测试中，笔者准备了实验用纸，上面分别用红、蓝、绿、黄四种不同的颜色写着"红色""蓝色""绿色""黄色"四个单词，但纸的颜色与其上写的单词的词义并不匹配，比如"蓝色"用红色或者绿色笔书写，有的也用蓝色笔书写。实验参加者需要在答案一栏写出单词本身的颜色，也就是说，单词意思和答案并不一致。实验过程会给参加者带来精神压力。笔者也尝试了一番，比想象中的还令人疲倦。斯楚普测验作为单纯的精神压力测试法，经常用于各种心理测试。而此次实验结果显示，即使是短暂的精神压力，也会导致皮肤屏障功能的恢复变得迟缓[41]。

精神压力会使血液中的皮质醇（压力荷尔蒙）增多，而皮质醇会降低皮肤屏障功能的恢复速度[42]。这一点在艾里亚斯博士的合作研究中得到了证实。

除了角质层，皮肤的屏障功能还包括位于免疫系统最前线的朗格汉斯细胞、角化细胞生成的抗菌物质。当角质层屏障功能受损时，朗格汉斯细胞和抗菌物质会为了修复屏障而被加速合成。但是，精神压力会减少这样的合成。

另外，艾里亚斯博士及其团队还发现，实验用鼠一旦精神压力过大，就会受到感染菌的影响，患上感染性炎症[43]。可见，即使皮肤的屏障功能层层设防，也终究战胜不了精神压力的影响。

到此为止，我们论述了大脑受到的精神压力对皮肤屏障功能的影响。同时笔者也一直认为，皮肤的病变有可能危及大脑。

当大脑感觉到有精神压力时，便会向位于肾脏的肾上腺发出指令，于是肾上腺就会合成并释放皮质醇。但笔者发现，表皮干燥会导致角化细胞合成并释放皮质醇[44]。此外，当皮肤屏障功能受损或者皮肤受到紫外线照射时，角化细胞会合成并释放细胞因子这种物质，从而引发炎症[45, 46]。

从病理学的角度来看，这些物质在血液中的浓度一旦过高，会给海马体（大脑中主要负责学习和记忆的重要部位）带来伤害，甚至引发抑郁症和创伤后应激障碍症（PTSD）。从这一点我们可以推测：过敏性皮炎会使皮肤角质层功能减弱，引发炎症，其患处又会释放皮质醇和细胞因子，而这些物质会进一步伤害海马体，引发患者的精神问题[47]。

其实，前文中提到的干癣也会导致皮肤屏障功能的减弱，对此曾有一份有趣的研究报告。干癣患者中患抑郁症、出现精神不安的概率高于正常人。有一种叫作依那西普（Etanercept）的药物可以通过抑制细胞因子TNF-α来有效减轻干癣的症状。皮癣患者使用该药物之后，不仅炎症有所好转，精神压力也有所缓解[48]。

可见，大脑状态会对皮肤造成一定的影响，反之皮肤表皮的状态也会影响大脑。两者可以说是相互影响的。

在最后一章，笔者将会从多种角度审视人类皮肤的功能，探讨人的意识与皮肤的关系。

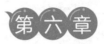

第 六 章

霸者？

——

重新审视皮肤系统

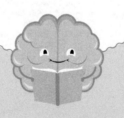

到此为止，我们展开了一场历史之旅，从皮肤的角度鸟瞰了地球生命诞生至今的过程。在笔者看来，皮肤之中表皮尤为重要，因此关于表皮，我们着重了解了角质层、角化细胞以及免疫系统的进化与功能。相比于大脑，我们在日常生活中对它们的关注少之又少。其实，皮肤功能的复杂远超我们的想象。

可是，不论我们再怎么理解皮肤系统的"构成零件"，都无法从整体上了解皮肤。笔者经常喜欢拿汽车举例。一辆车，既有引擎、驱动杆、轮胎，还有提供动力的燃料、火花塞、方向盘。它们在各自恰当的位置、恰当的时间被启动之后，汽车才能正常行驶。所以，想明白汽车的行驶机制，就必须先明白上述各部位之间的关系以及动力与信息之间的关系。

皮肤也是如此。人类这种生物时时刻刻都在进行能量与信息的运动，所以要想明白皮肤对人类生存究竟有多重要，就必须从整体上审视皮肤系统。我们都知道，人类的大脑之所以能够产生意识，得益于神经细胞形成网络，进行密切的信息传递。皮肤甚至拥有超越大脑的未知功能。在序言部分笔者就设问过：人类这种前所未有的动物，他们得以诞生与繁荣的原因在于皮肤吗？在最终章，我们就从这个问题开始重新审视皮肤。

颠倒"因果律"的空间

　　事物总是先有原因后有结果，这被称为因果律。从古希腊时代开始，人们就开始用因果律思考问题：假如发生了某一事件，那么在其发生之前必然有其他事件成为该事件的原因。这一点也是常识。

　　但是当我们用因果律去试着分析人的形成时，就会发现一件令人不可思议的事。人的形成首先要有受精卵，继而发生细胞分裂，依次分化为外胚层、中胚层、内胚层，随后它们再各自发育成不同的身体部位。比如一部分外胚层凹陷形成沟壑，最终发育成脊髓，而脊髓的一端变大则发育成大脑。

　　刚成形的胎儿外形似鱼，之后才逐渐具备人形。胎儿出生后，慢慢开始长牙，学会站立和说话，十几年后还会有第二性征发育，逐渐具备生育能力。

　　可见，受精卵在十几年的时间里，按部就班地朝着"成人"这一目标不断成长发育。笔者觉得这实在是不可思议。

其实，这种"不可思议"体现在所有生物上。构造简单的卵和种子会发育成构造复杂的动植物，它们会再次产卵、结出种子，繁衍下一代。即使岁月更迭也无法打破这种延续，于是生物不断地通过成长、繁衍，一直生存着，似乎在试图打破这种时间的更迭。

在物质的世界里，一切秩序都会随着时间的流逝而消失。比如说盐的结晶落入水中，会逐渐变形直到消失，只剩一杯淡淡的盐水。自此，我们再如何观察这杯盐水，它也不会恢复成原来的结晶。也就是说，结晶随着时间融化这一过程是不可逆的。从这一现象中，或许我们可以认识到何为"时间的流逝"。

然而生物却是在时间的流逝中逆流繁衍的存在，这一点似乎颠倒了因果律。成熟的生物作为结果先行存在会产生新的原因，即构造简单的卵和种子，而它们在经历了一系列的过程之后，会有条不紊地发育成熟，继续产生新的结果。

对此，当代生物学家们解释道：动物的受精卵和植物的种子里都含有构筑生命成熟状态的设计图——基因，这就是生命即使面对时间也能逆流繁衍的原因。从受精卵到胎儿成形的这段时间里，基因能在恰当的关键点，指挥必要蛋白质的合成，以及脏器和骨骼的形成，但推动这一切有条不紊进行的到底是什么？人类还会在出生十几年后进行第二次性征发育。在这一过程中，人类的身体会按照既有基因中记录的信息选择必要的蛋白质，这又是如何做到的呢？

外界环境瞬息万变，温度与湿度，或晴天或下雨，或降雪或起风。即便如此，生物的体内却能保持一定状态的平衡。比如人体在健康的时候，体温一般恒常保持在37℃左右，即使体外环境与体内环境存在差异，体内环境仍然能保持稳定。关于这一点，19世纪的法国生理学家克劳德·伯纳德（Claude Bernard）将其称为"内环境的稳态"。随后，"内环境"这一表述又被美国生理学家沃尔特·布雷德福·坎农（Walter Bradford Cannon）命名为"自稳态"。在我们的身体内，只有心脏、消化器官、呼吸器官等脏器各司其职才能维持生命，因此体内环境就必须保持在一定状态下；在变化万千的外部环境中，生物们为了维持"自稳定"，不得不在各自栖息的环境里作出不屈不挠的努力。这与单纯的物质世界相比，可谓神奇。

第一个指出生命神奇之处的人是量子力学研究者埃

尔温·薛定谔（Erwin Schrödinger）博士。他提出一个假说：生命总是从外界环境中获得用以构筑和维持体内秩序的物质，因此面对环境变化，他们能够不断维持身体的构造和功能。薛定谔博士将这些物质称作"熵"，但关于"熵"的具体情况，在之前很长一段时间内一直是一个谜。

之后，有人从物理学的一大分支——热力学那里找到了答案。人们根据这个答案思考生物的存在，逐渐发现了区分生物体内与体外环境的皮肤是何等重要。

从热力学的角度思考皮肤

在大学时代，笔者专攻化学热力学。当时，有一位名叫松本元的博士因研究长枪乌贼、大脑和计算机而广为人知。他提出，若从非平衡热力学的观点来看，皮肤对生命起到了至关重要的作用。这一观点让笔者对皮肤的功能有了全新的理解。

首先，就热力学中"平衡"与"非平衡"这一对概念，笔者稍作解释。

25℃的房间内放着一只碗，碗里装有25℃的味噌汤，并且盖上了盖子。室温与味噌汤的温度一直不会发生变化，这种状态就叫作"平衡"，即物质间没有发生热量的转移。如果往碗里倒入更热的味噌汤，会立马有热气飘了上来。此时碗中的汤汁浓淡交织，如云朵翻滚一般。这种状态就叫作"非平衡"。在碗中，上层的味噌汤水分蒸发形成水汽，在蒸发过程中由于热量的流失导致温度下降。变凉的上层味噌汤会在碗中反复上下移动，形成循环，也就是对流。这种状态会一直持续，直到味噌汤变凉到与室温相同的25℃。加之，之前味噌汤的热气使室内湿度上升，这又会加速碗中对流的消失。最终，房间与味噌汤又会回到平衡状态。

简而言之，物质与热量发生移动的状态就是非平衡。所以在日常生活中，我们在饭桌上、厨房里所见的诸多现象都属于热力学中的非平衡状态。

接下来，我们来看看生物。

在具有生命特征的生物中——比如人类血液在人体全身流动，心脏不分昼夜地跳动，各种消化器官不停地运转，一旦空空如也就会发出声响。所以，我们体内充满的非平衡现象，实际上就是生命现象。

传统的热力学研究是从平衡状态开始的。比如将平衡状态的水加热，就会形成水蒸气。如果对水蒸气置之不理，它就会一直处于平衡状态，再将其冷却后，水蒸气又会变成水这种平衡状态。

看到这里，有些读者可能会不以为然：这怎么可能嘛！用炉子烧水的时候，水开了会冒热气（水蒸气），这些热气不是都飘走了吗？

确实如此。如果想完成上文提到的水与水蒸气的转换实验，就必须在一个完全封闭且不散热的空间内进行。因为不管是水蒸气还是热量的流失，都会导致两种平衡状态的转换失败。

在这种传统热力学的理论下，"在一个窗户打开的开放式厨房内用水壶烧水的话会发生什么事？"诸如此类的问题都无法说明，更不用说复杂的生命现象了，纯属天方夜谭。

直到1997年，一种新的热力学系统——耗散系统（Dissipative system）终于出现了。耗散系统又被称为开放系非平衡热力学。我们在日常生活中所见的大部分现象都可以看作某种物质在某个开放空间发生流失。创建这一新理论的是化学家伊利亚·普里高津（Ilya Prigogine）博士。而将他的理论首次介绍到日本的科学家正是前文提到过的松本元博士。

从物理学角度看生命进化的必然性

　　普里高津博士和松本博士都无法从物理学的角度很好地说明生命现象，笔者认为这里还需要新的理论。普里高津博士认为，在一个存在能量移动的系统（这里包含了生命现象）中，会产生高层次的复杂构造。换句话说，生命的诞生和进化作为一种物理现象是具有必然性的。约40亿年前，最初的生命——构造简单的细胞出现了，它的诞生意味着，在茫茫混沌之中，一个拥有复杂构造与功能且能够跨越时间繁衍生息的存在出现，真可谓奇迹。而更让人吃惊的是多细胞生物的诞生。

　　我们现在所需要的理论，必须是关于在非封闭空间内进行的能量与物质的转移。针对生命现象，这种理论还必须能够从数学和物理学的角度说明生物体内的能量与物质的转移得以保持恒常的原因。

　　笔者先对"熵"——大多数人只知其名不知其意的

概念做一些说明。"熵"原本是在热力学中诞生的概念。路德维希·玻尔兹曼（Ludwig Boltzmann）博士将其引入统计力学这门科学中，用以说明原子、分子的无序性运动。简而言之，熵表示一个体系混乱无序的程度，熵增加得越多，说明一个系统越发混乱和无序。

显而易见，放任一个有秩序的事物会逐渐使其变得无序，熵也会随之增加。正像往杯子里的水滴墨汁一样，墨汁会徐徐散开，直至消失。无论时间过多久，散开的墨汁也不会重新合成原来的一滴。而生物则是利用某种薄膜（多细胞生物的这层薄膜就是皮肤）覆盖全身，一方面避免外界对自身造成伤害，另一方面维持自身内部的秩序（即自稳定）。

平衡热力学原理规定，封闭空间中的熵只增不减。比方说，在一个大箱子里随机放入红、蓝、白三种颜色的乒乓球。无论将箱子如何摇晃，乒乓球的表面绝不可能出现类似美国或法国国旗的图案。

在皮肤这一坚固组织的覆盖之下，我们身体里的物质与能量的移动总是维持在一定的方向上。从这一点可以看出，我们的皮肤绝不是对外隔绝的封闭空间。即使外界的温度、湿度、气压等因素瞬息万变——比如我们的祖先在四散到世界各地的过程中，经历了横渡海峡、穿越雪山、跨越炎热的沙漠等一系列极端情况，他们体内的温度、血液的流动以及消化系统的运作依然保持着原有的秩序。当然，我们现代人也是如此。

现在，我们回到乒乓球的例子。我们先把这三种颜色的乒乓球摆成美国的星条旗模样，再去不停地摇晃翻滚这个箱子。此时，箱子里的乒乓球在运动之中竟然会轮番形成类似法国和美国国旗的图案。其实，我们体内各种运作的保持就如同箱子中翻滚的乒乓球，在皮肤的隔绝之下，发生着许多令人匪夷所思的事情。

松本博士指出，我们的身体之所以会出现这样的情况，不仅因为区分身体与外界环境的皮肤是一个开放的系统，而且还因为我们的表皮能时刻监控体外环境的变化，并由此调整体内系统。

在本书的第二章我们了解到，末梢神经中痛觉感知的重要成分——TRPV1辣椒素受体也存在于皮肤的角化细胞之中。松本博士的研究就止步于这项发现。

表皮的监测功能
——从薄荷脑到天气变化

　　瞬时受体电位（Transient Receptor Potentia，TRP）是一种生物普遍具备的"感应器"，它能感知包含温度在内的各种刺激。基于氨基酸排列顺序和分子构造的相似度，人类的瞬时受体电位主要由TRPV、TRPM、TRPA等30多种受体组成。

　　瞬时受体电位能够帮助生物根据外界环境调节温度，维持生命稳定。除了恒温动物，像爬行类、鱼类等变温动物，乃至单细胞生物也都具备瞬时受体电位。

　　各国研究者从各种实验中发现，除了TRPV1，构成表皮的角化细胞中还存在很多对温度及化学物质有反应的受体[1]。接下来为大家稍微介绍一下它们各自的特点。以下为了方便读者阅读，笔者将这些受体缩写中共有的"TPR"部分省略，如将"TPRV1"写成"V1"。

　　首先，当外界温度接近体温时，会触发V1、V3、V4

这三种"感应器"。温度达到较高的52℃时，触发的是V2；温度在22℃以下时，触发的是M8；温度在17℃以下时，触发的是A1[2-7]。因为强烈的高温或低温会危及生命，这些感应器除了给我们温度的感觉，还带了痛感。这就相当于拉响警报，提醒我们远离危险。具体来说，比如M8遇到薄荷脑时会发生反应，所以我们尝到薄荷的味道时会感受到一阵清凉。这与高温（42℃以上）和辣椒的辛辣成分会触发TRPV1辣椒素受体是一个道理。还有人认为，A1会对山葵、芥末产生反应，V4除了对温度，还会对渗透压、细胞的体积变化作出反应。总之，这些"感应器"全都能在角化细胞上运作。

我们来看另一个问题——瞬时受体电位，比如TRPV1（辣椒素受体）的启动与知觉之间到底存在怎样的关系呢？换句话说，角化细胞中的瞬间受体电位启动之后，大脑是如何处理它的呢？关于这一点，TRPV1的发现者卡特琳娜博士利用实验用鼠为我们做出了说明[8]。卡特琳娜博士利用基因操作技术从实验用鼠的角化细胞中除掉TRPV1，仅保留它神经中的TRPV1，之后往实验用鼠的脚上涂抹辣椒素。若是一般的老鼠，往往会马上一边叫着一边开始舔自己的脚，但这些实验用鼠竟然一副若无其事的样子。接下来，博士又重新恢复了它们角化细胞中的TRPV1，它们马上感受到了疼痛。从这个实验中我们可以知道，人们可以感知到辣椒素或酸性物质对皮肤产生的刺激，并不是神经的作用，而是因为角化细胞中TRPV1的启动。

我们都知道，有一种肤质叫作敏感肌。拥有这种肤质的人会对一般人感知不到的瘙痒、微痛等细微的刺激极其敏感。想要识别敏感肌，只需要往皮肤上涂一层薄薄的辣椒素溶液或酸性液体，观察实验者有无痛感即可。而从上一段的说明中我们可以明白，处理敏感肌的方法，关键不在于神经系统，而在于如何处理角化细胞中的TRPV1。

另外，瞬时受体电位还与角质层的屏障功能息息相关[例]。屏障功能受损后，将皮肤置于42℃（V1启动的温度）以上的环境一小时，或者涂抹辣椒素，这些操作都会延迟屏障功能的恢复；但是，如果将皮肤置于34～40℃（V4启动的温度）的环境一小时，或者涂抹触发V4的药物，皮肤屏障功能的恢复速度便会加快。好比在泡澡时，水温超过42℃会让人产生痛感；水温保持在34～40℃会让人觉得舒服。之所以这样，也是因为皮肤表面的温度越接近不利于屏障功能恢复的温度，越会产生痛感，让人难受；反之，越接近有利于屏障功能恢复的温度就越会让人感觉到舒适。得益于这种机制，人类的感受性才能够不断进化。

在夏天炎热的时候，我们用凉毛巾擦脸会觉得很舒服。同样，会触发M8的薄荷脑能够给人带来类似的快感，因此常常被用于各种涂抹在皮肤上的药膏和乳液中。有人曾把屏障功能受损后的皮肤置

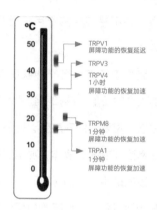

图6-1　TRP与其对屏障功能的影响

于15℃以下（M8和A1启动的温度）的环境一分钟，结果发现，屏障功能的恢复速度加快。可见，薄荷脑以及其他触发A1的药物都能够加速皮肤屏障功能的恢复[10]。

让皮肤感到舒适的温度以及合适的时间有利于屏障功能的恢复，因此我们可以这样认为：人类在进化过程中，会在对有利于皮肤屏障功能恢复的温度环境中觉得舒服。

除了温度，角化细胞与其他因素也有类似的联系。笔者在前文有所提及，在这里就做一下详细的说明。

光，即电磁波。波长低于400纳米的光线为紫外线，高于750纳米的光线为红外线。可想而知，紫外线与红外线都会对皮肤造成影响。居于这两者之间的，就是人类肉眼能够捕捉到的可见光。其实，我们的表皮也能感知可见光，因为在视网膜内识别光线强弱的受体，以及该受体运作时转化成电子信号的蛋白质，两者都存在于表皮的角化细胞中[11]。

电荷、电场以及电子的分布，这些都会对角化细胞产生影响，而且角化细胞中也含有与电位有关的受体[12]。角质层的屏障功能受损后，只需将金或白金等金属放在皮肤上，就能加速屏障功能的恢复[13]，因为金属中含有自由移动的电子，能产生电流。而干燥的皮肤上没有自由电子。金属接触干燥的皮肤后，就会有少量的自由电子转移到皮肤上，于是表皮就会呈现负电位，屏障功能的恢复也由此加快。

下面我们来看看听觉。当年，笔者了解到大桥力博士提出的超高音速效果之后，开始关注声音对身体的影响。比如加麦兰演奏（印尼代表性的一种表演方式）中会发出耳朵无法听到的超声波（频率高于20000赫兹的声波），这有时会导致演奏者精神恍惚。如果脖子以下覆盖上隔音材料，这种症状就会自动消失。由此我们可以有把握地推测，人类的身体表面存在感知超声波的系统[14]。曾有人分别将5000赫兹、10000赫兹、20000赫兹乃至30000赫兹的声音传播到角质层受损后的皮肤上，结果发现这加速了皮肤屏障功能的恢复[15]。但是表皮究竟通过怎样的结构去感知声音，这一点仍未探明。不过，笔者认为这与角化细胞一定有着某种联系。

关于嗅觉，最早对此进行研究的是德国学者。他们发现，角化细胞中含有一种特殊的受体，能够对白檀香木中挥发香味的成分产生反应，促进伤口的痊愈[16]。最近，笔者的同事N博士也对角化细胞与嗅觉之间的关系有了新的发现——2-壬烯醛是中老年人群产生体臭的原因之一，这种物质会抑制角化细胞的增殖，造成表皮老化[17]。所以，香料的作用就是降低2-壬烯醛的影响。

那么大气压，或者说天气变化又会对角化细胞带来何种影响呢？有人曾在密封的容器里培养角化细胞，并通过压缩与排除空气的方式调整气压，结果发现，气压的增高和降低都会造成角化细胞的兴奋[18]。我们很早就知道，天气的变化本质上就是气压的变化，而且这种变化会导致人体出现各种症状：气压升高会带来交感神经系统紊乱，使人出现严重的病症；而气压降低则会带来副交感神经紊乱，会造成过敏性疾病恶化等症状。笔者推测，气压与病症的结点或许就在表皮的角化细胞上[19]。

除此之外，轻戳皮肤或用水流冲击皮肤也会引起角化细胞的兴奋[20,21]。关于这一点，有人曾用基因改造后的老鼠证明了对角化细胞施加压力后，大脑能将其作为触觉感知[22]。的确，触觉的产生得益于一种叫作神经末梢的系统，但笔者在这里想着重强调的是角化细胞对触觉的影响。

国外学者还发现：角化细胞能感知空气中的含氧浓度，根据浓度的不同释放和调整红血球生成量的信号[23]。角化细胞甚至还能对指南针都无法捕捉到的微弱磁力产生反应[24]。

由此可见，表皮角化细胞似乎能对环境中存在的物理性以及化学性等各种因素有所感知。

开放的表皮

即使角化细胞感知并回应了外界刺激，但如果不以某种形式发出信号的话是没有任何意义的。关于这一方面，已经有了众多发现。例如按摩皮肤能促进血液和淋巴液的流动，因为角化细胞在受到压力刺激后，会合成并释放促进末梢血管和淋巴血管扩张的一氧化氮（NO）[25]。

笔者在前文也说明过，由大脑合成并释放的大部分激素，角化细胞也能够完成，如被称为"信任荷尔蒙"的催产素，被称为"压力荷尔蒙"的皮质醇等。它们在血管中的浓度变化会影响人的情绪。具体来说，催产素可以让人产生信任感，促进心理状态朝着积极的方向发展；而皮质醇则会作用于大脑的海马体，引发抑郁不安等症状[26, 27]。

此外，由角化细胞组成的表皮还有可能具有信息处理功能。当我们尝试用指尖去触碰三角形、圆形等各种形状的物体时，人的身体会检测前臂神经的生物电状态，并根据不同的状态判断物体不同的形状。也就是说，判断物体形状的信息处理在指尖和手臂之间就完成了[28]。

笔者认为，承担上述信息处理功能的仍然是我们的表皮。连培养皿中的角化细胞在受到刺激之后都会呈现出与刺激相关的形状[29]，所以很难想象这种信息处理功能是在表皮之下的真皮——皮下组织中完成的。

大脑中既有使神经细胞进入兴奋和抑制这两种状态的受体，又有启动这些受体的信息递质，由此大脑才能够承担信息处理的功能。其实，角化细胞也具有这些受体和信息递质，也能够对其进行使用[30-35]。

最近，关于皮肤的感觉系统又有了新的发现。我们都知道，表皮的神经含有一种叫作无髓神经纤维（unmyelinated nerve fiber）的纤细神经纤维。有人提出，包裹并辅助这种神经纤维的施旺细胞（Schwann's cell）不仅存在于大脑等器官，还以网状结构存在于部分表皮的底层[36]。表皮底层的一些部位含有默克尔细胞（Merkel's cell），这种细胞会对压力十分敏感，通常被认为是触觉细胞。因此笔者猜测，当我们用指尖去识别物体的形状时，角化细胞、默克尔细胞以及施旺细胞组成的网络具备高度解析的探测功能。

现在，我们回到最初的话题。松本博士的预言是正

确的。表皮具有识别多种现象和物质的能力，还能像大脑
一样接收并释放多种信号、激素和细胞因子，甚至还可能
具备信息处理的能力。所以，表皮作为身体与外界的界
限，既向外界开放，又能针对身体和大脑去控制来自外界
的信息。

从能量与信息的流动开始
——跨越生命与非生命的界限

从很早开始，人们就一直探讨非生命现象与生命现象的相似性。针对那些数不胜数的相似点，某位外国专家就曾在自己的专著中作出总结，并用大量翔实的案例展示了生物的形态与矿物质等非生物的形态两者间的相似性，如干燥泥土的纹路与叶脉、羽毛纹路的对比。但没有确切地说明为什么会这样。

关于生命与非生命共同形态的科学，最有名的莫过于曼德尔布罗特博士（B.B.Mandelbrot）的分形几何学理论[37]。该理论试图用数学的方式去表示海岸线、雪的结晶、血管与气管的构造等形态。但遗憾的是，它也没能解释为什么会是如此。

英国著名数学家阿兰·麦席森·图灵（Alan Mathison Turing）也曾尝试用数学公式去描述生物体表的形态，利用反应扩散方程这一微积分方程式表现了生物体表常见的图案及其变化[38]。这种图案模式被称为图灵模式（Turing patterns），大阪大学的近藤滋博士曾证实该模式的实际存在。他发现主刺盖鱼（Pomacanthus imperator）这种热带鱼的体表图案与图灵模式很相似，在询问出售热带鱼的店家之后得知，随着主刺盖鱼的生长，其体表逐渐出现了图灵所预言的图案，于是近藤滋博士开始在家里培育主刺盖鱼的鱼苗。在图灵提出预言半个世纪之后，终于有人第一次证明了图灵模式符合生物体表图案变化的规律[39]。之后，近藤博士又从其他生物的体表图案上发现了图灵模式（《波纹·螺旋·斐波那契》近藤滋著，暂无中译本）。

可见，生物身体上出现的图案是可以用数学来表达的。但是，这些图案当中存在一定的必然性吗？近藤博士认为，我们能够根据生物的生存状态去说明其形态（卷贝的外壳形态、鹦鹉螺化石的形态等）生成的必然性。

著名热力学家、工学家阿德里安·贝扬（Adrian Bejan）在20世纪末提出一个观点：人们可以跨越生命现象与非生命现象的界限，从物理学角度统一地记述出现在这两种现象中的共同形态及其变化，这即是有名的构造法则[40]。

贝扬博士提出构造法则的契机是伊利亚·普里高津的一次演讲。当时，普里高津博士被问及河流与血管两者形态的相似性时，他认为那只是偶然。对此，贝扬博士却相信这其中一定存在某种必然性，也就是流动的效率。贝扬博士认为：河水在流动，血管中的血液也在流动，不管是物质的流动还是信息的流动，其背后的构造都是朝着更有效率的方向发展。支撑河流构造的是泥土和石头组成的大地，维持血管构造的是细胞和结缔组织。生命与非生命的构造和运行环境千差万别，但它们都在各种不同的环境中朝着最有效率的方向发生变化。结果，原本毫无关系的两者出现了相似性。笔者也试着比较了人类皮肤中的神经、日本横滨地区的鹤见川、桑树的树枝三者的结构形态。

笔者猜测，贝扬博士之所以能轻而易举地提出超越生命与非生命界限的构造法，是因为他自身就是一名重视"效率"的工学家。生命科学家和物理学家总是将生命视作一种神秘的现象，而这在一点上，工学家常常能更单纯地思考问题。比起生命与非生命之间的不同点，他们更习惯从"效率"这一极具现实性的角度找出生命与非生命的共同原理。

贝扬博士的学说对解释生命进化方面颇有说服力。

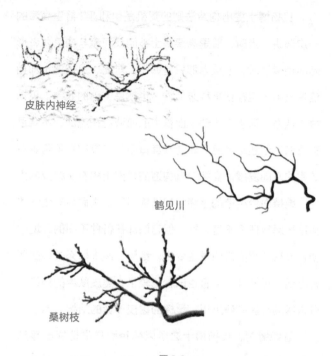

皮肤内神经

鹤见川

桑树枝

图6-2

有一个词语叫作"趋同进化"，金枪鱼（鱼类）、鱼龙（已灭绝的海栖爬行类动物）、海豚（哺乳类动物），这三者虽然属于不同的物种，但其形态却极为相似——它们都进化成了利于提高运动效率的流线型身体，能够在水中游得更快更远。可以说在这一点上，三者的趋同进化体现出了某种必然性。

　　除此之外，贝扬博士的关注点还涉及经济乃至人类文明领域。而接下来笔者将从能量和信息传递的效率这一角度，重新审视人类的诞生和人类皮肤的奥秘。

特异的生命与人类的进化

　　对生活在陆地上的动物来说，头等大事是防止自身体内水分的流失，其次是在外界环境的温度变化之中将自己的体温保持在37℃左右。因为不管是体内器官，还是血液，甚至是由神经联络的信息系统，都必须在37℃左右的环境下才能保持运作。

　　为了防止体内水分的流失，几乎所有陆生动物的皮肤都具备一定的屏障功能，比如两栖类、爬行类、鸟类、哺乳类都进化出了我们一直探讨的角质层。除了生活在特殊环境的个例，陆生动物的角质层一般都具有不透水性。两栖类的角质层较为薄弱，正因为如此它们才需要一直生活在水边。

　　也许是为了更好地保护自己，爬虫类进化出了硬甲，鸟类进化出了羽毛，大部分哺乳类也有体毛覆盖全身皮肤。

　　下面我们来探讨有关体温调节的问题。鸟类、哺乳类,乃至最近有人认为爬行类,甚至是一部分恐龙都把全身流动的血液保持在一定的温度。也就是说,它们都是恒温动物。因为无法保持恒温,所以爬行类动物一般很少生活在寒冷地区,而且在温差较大的季节,它们还会通过冬眠来阻止热量的流失。哺乳类当中也有不少动物选择冬眠。鸟类不选择冬眠,它们有的会像渡鸟一样更换栖息地,有的会像冬天的麻雀那样加厚自己的羽毛。寒冷之外,比较麻烦的还有炎热。一些无法冷却自己身体的动物只能一直待在凉快的地方。

讲完了动物之后我们看一看人类。人类没有体毛,皮肤裸露,好处是可以更有效地促进身体蒸发汗液,达到排热的效果。

虽然失去体毛可以更好地应对炎热,但面对寒冷,人类又变得更加脆弱。从毛虱到衣虱的演化来看,一般认为,人类于11万~3万年前开始穿衣服[41]。另外,关于最初使用火的时间也有多种观点。目前,还没有证据显示人类从120万年前开始就能熟练地使用火了。

将体温保持在一定范围内,当我们从这个角度思考人类的皮肤时就会意识到,体毛的消失的确有一定的好处。但从人类开始直立行走到失去体毛,这其中有近200

万年的时间间隔，因此我们很难认为体毛消失带来的某些好处并不是其消失的原因。换句话说，一直强调进化的方向是能量流动的高效化，贝扬博士的观点在这个问题上，似乎无法做出有效的解释。

但其实贝扬博士还提到，"流动"的不只是物质、热量和能量，信息的"流动"也不可忽视。所以，从信息流动的高效化这一角度出发，似乎能容易说明人类的进化。

120万年前人类体毛消失之后，人类的脑容量开始增加，这意味着信息处理、记忆中枢的容量得到扩充，必须处理的信息量也随之增加。

这里，让我们回忆一下前文提到的趋同进化。与人类相隔甚远的不同物种中，同样裸露皮肤的还有章鱼。章鱼既没有鳞片也没有甲壳，皮肤完全暴露在外界环境之中。章鱼大脑的神经细胞数量如果算上视觉方面，有大约2亿之多，远远超过了老鼠的1亿。章鱼八根触手的末梢上还有3亿神经细胞，最近甚至有人认为，这些触手形成了独立于大脑的神经系统[42]。

此外，章鱼的眼睛也进化得十分优秀，其光学构造与人眼极其相似。众所周知，人眼中含有相当于镜头的晶状体，而章鱼的眼中也含有晶状体，两者都拥有一对功能强大的眼睛[43]。或许可以说，人与章鱼也是趋同进化的一种体现。

实际上，还有一种比章鱼更为了不起的生物——白斑乌贼（Sepia latimanus）。它们可以自由地瞬间变换肤色，而且大脑所占比重要超过章鱼大脑所占比重[44]。

如此看来，完全裸露但功能优秀的皮肤、发达的双眼、高容量的大脑，这些似乎已经是某种趋同进化的标配。昆虫的全身包裹着甲壳质形成的外壳，只能通过眼睛和触角接触少量的外部信息，因此它们的脑容量不大。

如果我们把人类皮肤看作高性能探测器或者显示器的话，可以说从全身的任何部位都能获得外部信息。失去体毛的人类为了求得生存，就必须更加高效地收集、整理通过皮肤得到的繁多信息，就必须拥有与之相符的高容量、高性能的信息处理系统，即更加发达的大脑。

综上所述，生物进化的方向是能量与信息流动的高效化。从贝扬博士的这一观点来看，人类身体的特殊构造符合这一规律的进化结果。

人脑与皮肤

　　到此为止，我们讲述了人类的皮肤——特别是表皮的进化历程、进化结果及功能。120万年前，失去体毛的人类祖先启动了一直隐藏着的表皮感觉；为了应对数量剧增的信息，大脑开始变大。终于到了30万年前，现代人类的祖先智人出现了。他们遇见了其他的人类亚种尼安德特人，二者开始杂交，于是尼安德特人的一部分基因留在智人的体内并留下了痕迹。又到了大约4万年前，人类具备了语言能力，这不仅强化了智人团体的凝聚力，还使他们开始能够跨越时间与地区的差异，分享石器、骨器的制作方法以及洞窟壁画等从以往经验中得来的信息。

　　经历了近40亿年的生命历史，到了这个阶段，人类终于第一次脱离了基因的制约。这意味着，人类之外的生物仍然依靠基因信息去维持身体的构造，并将基因信息传给后代。当今的进化论告诉我们，偶然出现的基因变异能使某些个体生物更加适应生存从而得以存活，现在的生物多样性就是这样实现的。但是在这种多样性之下，生物无法正确地获得上一代在经验中得到的知识，更无法与没有血缘关系的他者共享知识。确实，有些鸟类和猴类会让后代学习某种叫声或习惯，让它们通过学习去分享群体中的新的生活方法。但是这样的信息无法在短时间内共享，也无法传播到相隔甚远的其他群体之中。

在这种情况下，语言使一切成为可能。语言跨越时间与空间，使人类脱离了基因的制约，能让个体人类在短时间内与他人共享日常生活中获得的经验和信息，比如对生存有利的方法或发明。同时，语言还使人类更加互帮互助，增强了人与人之间的关系。

关于语言的诞生，前文中提到的皮肤感觉很有可能也参与了。因为操控语言所需要的大脑，其自身的进化也得益于皮肤在适应环境中形成的开放系统。

其实，当我们在讨论人类进化的时候，大脑是一个绕不过的话题。所以在下一节，笔者将立足于皮肤科学，向大家介绍我所理解的大脑。

从随机网络到无标度网络

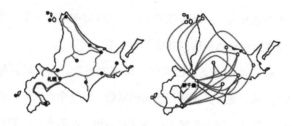

图6-3　随机网络（左）与无标度网络（右）

自20世纪末开始，一种从网络的角度解析各种系统科学的方法逐渐流行起来。所谓网络，可以分为"随机网络"（random network）和"无标度网络"（scale-free network）两种类型。虽然已经有不少人以数学的方式对网络做过说明，但在此笔者打算从生活中的实例去解释。

如图6-3所示，随机网络相当于北海道的公路网，连接城镇的公路分布在北海道全域，没有刻意集中于某个地区。网络科学将这些城镇称作"节点"，将公路称作"链接"。如果将这两个概念放在公司的人际关系上，则每位员工都是节点，当业务上出现联系的时候，点与点连接形成链接，我们就能得到公司的网络图。

　　无标度网络相当于图6-3（右）中北海道的航空路线，节点是机场，航线是链接。但与公路图不同的是，航空图的不少节点集中在札幌等航路比较集中的城市，在实际应用中，我们称这样的节点为中心（Hub）。所以，无标度网络的特点就是存在"中心"。

　　除此之外，无标度网络还有一个特点，即网络内的信息移动速度快。如果回到航空路线的例子来看，可以说航班移动快，而且出现意外事故时受到的伤害较小。即使某一处的节点——地方机场有时无法使用，也不会影响大城市之间的航运。但对于任意攻击，无标度网络就显得无力招架。一旦中心遭受了攻击——比如作为中心的新千岁机场关闭，就会直接影响到北海道全域的地方航线。所以，只要打破几个关键的中心，网络就会整体瘫痪。尤其是拥有一些巨型中心的网络反而格外脆弱。

　　而使用随机网络朝远处移动时，单单经过一个节点是无法到达目的地的。但因为没有中心，即使受到任意攻击，也比无标度网络更为稳定。也就是说，想要彻底摧毁一个随机网络，就必须毫无遗漏地破坏所有节点才行。

基于上述两个概念的基本介绍，现在我们来思考一下动物身体中信息传达系统的网络构造。首先来看一下神经的网络。

原始的多细胞生物以及海蜇、水螅等刺胞生物，它们的神经系统更接近随机网络。但水螅的嘴部周围还存在密度较高的网络，这些可以理解为微型中心的集合。

脊髓的出现是随机网络向无标度网络进化的巨大飞跃。对脊椎动物而言，脊髓相当于一个巨大的中心，其神经系统的网络中，所有的节点都连接在了一起，所以脊髓的出现使动物全身范围的信息传达与控制成为可能，也使动物能拥有巨大的身躯与四肢。

不过在无脊椎动物中，章鱼却另辟蹊径。它们虽然没有脊髓，但脑部的神经细胞却有2亿之多，是鼠类的两倍，算上8条触手，章鱼全身拥有3亿神经细胞。最近有研究显示，章鱼的8条触手独立于大脑自成一体。换句话说，章鱼的神经网络中心在大脑和触手上。

我们再将目光放回脊髓动物身上。可以说，人类进化的过程就是大脑这个中心不断巨大化的过程。有人做过这样一个残忍的实验：切除青蛙的大脑之后，用酸性物质去刺激它的后背，会发现青蛙用后脚触碰受刺激的部位。可见，即使失去了大脑这个中心，青蛙还是可以仅通过脊髓来尝试除去身体上的异样。

　　与此相比，作为网络的中心，人的大脑则集中了控制全身的信息链接。如果遭到破坏，没有采取任何有效措施的话，人就会立即死亡。这也再次证明了无标度网络面对外界攻击时的脆弱。

　　人类的消化器官因拥有独立于大脑的神经系统也被称为"第二个大脑"，大概是因为在进化过程中，作为独立的系统更加安全吧。

关于皮肤的网络

接下来，我们先休息一下，暂时不考虑全身，单独看一看皮肤的网络。皮肤的真皮中含有末梢神经的终端——一种叫作无髓神经的细小神经纤维会延伸至表皮当中。从这一点来看，可以说皮肤是通过脊髓与大脑产生连接的。但是我们再仔细观察之后会发现，由角化细胞合成的表皮其实具有随机网络的某些特性。在表皮中，所有的角化细胞都发挥着同等的作用。它们相互连接，形成沟壑，以防止细小的物质进入皮肤，而且信息递质与其受体也是在角化细胞上相互交流的。总之，角化细胞并没有形成无标度网络中的中心，这意味着即使个别角化细胞受损，也不会扩大至整个表皮。

覆盖整个体表的表皮具有很强的防御力，令人放心。从这一点来看，角化细胞在表皮中形成的是随机网络。有人指出，表皮上还存在作为免疫系统第一线的朗格汉斯细胞，这种细胞不仅与全身的免疫系统相连，还与末梢神经息息相关。所以，一旦病原体入侵表皮，身体就会启动免疫系统和神经系统的网络，防止病原体扩散到全身。

如果说皮肤在面向外界时，其表层的表皮作为随机网络而具有较强的防御力的话，那么在体内的系统里，或者更准确地说，在体内的无标度网络里，皮肤则发挥了相当于巨大中心的作用。

我们都知道，许多与内脏相关的疾病都会使皮肤在某些特定场所发生变化；若内脏发生病变，还会引起部分皮肤的疼痛，这叫作关联痛。它的产生是由于两种神经信息在脊髓的交接：一种是联系内脏与脊髓的神经信息，另一种是联系体表特定部位与脊髓的神经信息。比如胆囊病变会造成右肩皮肤的疼痛，心脏的异常使人的左胸及肩胛骨部位的皮肤疼痛，而胃部的异常会引起腹部与背部的双面疼痛（《感觉的地图帐》山田昭雄、鲇川武二著，暂无中译本）。

中国医学将皮肤上的特定场所称为经络穴位，对其产生刺激后，会使特定的器官，以及全身的循环系统、消化系统、自律神经系统乃至免疫系统发生相应的反应。目前，已经有人从实验科学的角度证明了经络穴位的存在，比如利用能够观察内脏运行的超声波诊断装置，在监测胆囊（分泌胆汁促进消化的脏器）的同时，分别用针具刺激胆囊的穴位和胆囊以外的穴位。结果显示，单独刺激胆囊穴位时，能观察到胆囊的扩张[45]。

从笔者的自身经历来看，谈到中国医学，尤其是谈到针灸的时候，许多具备医师资格证的学者会露出不悦的神情。因为更多人愿意去接受物理学、工学、药学等方面专家的说法。笔者刚刚也谈到，针灸的效果已经利用现代医学的测定装置得到证实，只是其根本的原理目前仍未知晓。其中一个原因便是人们在很长一段时间都认为表皮不具备感觉功能。笔者认为这种观点本身十分奇怪，失去体毛后，人类的皮肤表面形成了与脏器相连的信息网，这一点并没有什么不可思议之处。现代医学认为关联疼就是脏器传给皮肤的信息，反之，皮肤传给脏器信息也是自然不过的事情。

我们可以认为皮肤与脏器形成了一个网络，而且皮肤与神经系统之间也存在复杂的连接。如此一来，连接人类身体与外界的除了眼、耳、鼻、舌、皮肤，还有与体内感觉相关的肌肉和骨骼。其中，两只眼睛、两只耳朵、一个鼻子和一条舌头可以看作节点，它们与大脑有直接的连接。但皮肤这一节点过于宽广且形成了随机网络，与大脑之间的连接只能通过脊髓来实现。

人类的进化与网络

　　我们来思考一下人类身体中的网络在进化过程中究竟是如何形成的。我们先来看一下与人类比较接近的大猩猩、黑猩猩、侏儒黑猩猩等类人猿，以及400万年前的人类祖先南方古猿，探究一下它们身体网络的构造。

　　类人猿和南方古猿与现代人最大的不同就是身体上的皮肤被体毛覆盖，因此与现代人相比，这些类人猿和古人类的皮肤上的节点更少。另外，关于脑容量，类人猿与古人类几乎相差无几，都比现代人要小得多。直到120万年前，这种状态才迎来巨大的变化。

　　120万年前，在非洲，人类进化了。最初，只是偶有体毛较少的人类出现。但体毛较少的人类祖先直接暴露在非洲耀眼的阳光之下，久而久之很有可能会因强烈的紫外线而患上炎症乃至癌症。所以从这一点我们可以猜测，早期人类在体毛消失的同时，皮肤也由类人猿的浅色逐渐变深，甚至到最后只有黑皮肤的人类祖先才能生存下去。皮肤由浅变深的原因是黑色素，而"120万年"这个数字也正是通过计算生成黑色素的基因的确立时间而得到的。

总之，体毛的消失更有利于生存，所以体毛较少的人类祖先越来越多，体毛越少的祖先越能求得生存，于是他们的体毛越来越少直至消失。可以说，体毛的消失使皮肤这一信息节点扩大，从而变得对生存有利。与此同时，人类大脑的容量也开始急剧扩充，大脑这一节点的容量扩充也帮助了人类生存。我们可以认为，皮肤与大脑，两者在同一时期发生巨大变化的背后，其实是这两种节点的相互连接。

随后我们可以看到，不管是与现代人相比，还是与类人猿，甚至与400万年前的古人类相比，智人的身体网络很奇特。

笔者在前文中介绍过，数十万年前，与我们人类祖先同时期生活的还有尼安德特人、丹尼索瓦人等人类亚种。所谓亚种，就是说他们能够留下子孙，并且有地域上的差异。目前的研究已证明，尼安德特人和丹尼索瓦人的一部分基因保留在了现代人的体内。最近的基因分析还表明过去可能存在未知的亚种。

此外，让笔者感到不可思议的是，这些亚种大部分是在3万年前消失的。具体的原因虽然尚未明确，但与现代人拥有相同身体网络的人种的确只有智人这一种了。从亚种之间互相交配繁殖留下后代这一点来看，这似乎不是智人赶尽杀绝、一家独大的结果。

更不可思议的是，与现代人的身体网络稍有不同的物种，甚至是人类亚种都已不存在。究其原因，笔者认为现代人的身体网络是建立在极其微妙的平衡之上的，导致只能存在这一种网络。虽然有一种观点认为现代人的身体网络还在继续进化，但这种进化仍然是沿着以往的方向前进，除此之外别无他路，因为就连亚种这种小小的岔路都走到了尽头，走向了灭绝。尽管只留下了这一种身体网络，但拥有这一套身体网络的人类已经遍布整个地球，还给地球环境、其他物种的分布带来了不可逆转的影响。回顾地球的生命史，这样的变化可以说是史无前例的。

今后，这套身体网络还会给地球带来什么呢？因为没有前例，我们暂时无法预测。

语言的诞生

　　距今5万~4万年前，人类开始利用语言实现交流，这一点笔者在前文有所提及。当时的古人类已经能够在洞穴内绘画动物和手的图形。除此之外，我们还发现了3.5万年前的骨制雕刻[46]。

　　毫无疑问，动物的绘画、雕刻以及手印并不是真实的动物和手，动物的绘画不能充饥，洞穴里的手印不能动起来抓住东西。笔者猜测，古人类之所以做这些是因为他们从绘画、手印等无实体的形象中开始感受到了意义的存在。而洞穴绘画一般位于洞穴中难以接触到的地方，所以可以想象古人类携带各种绘画工具和矿石研磨成的颜料，在昏暗的光线下历经千辛万苦完成绘画的场景。很难认为他们做这些的目的只是消磨时间或是向别人炫耀自己。

　　不少考古学家认为，这些远古的艺术制作可能出于与巫术相关的目的，比如为了祈求获得画中的猎物。

　　由此可见，这个阶段的人类大脑还不能很清楚地区分实际中动物的存在与作为其象征物的画。而实在与象征，这两者就是语言的开始。因此从这层意义上看，可以说洞穴绘画等远古艺术相当于某种形式的语言。

用象征指代实物，无疑极大地提高了信息传达的效率。比如想向同伴传达"对面的森林里有猛犸象"这一信息时，如果不用象征的方法，就只能把同伴拉到森林指给他看了，但猛犸象很可能在中途就逃走了。在这种情况下，如果能够用树枝在地上画出或用肢体语言向同伴表示出"对面""森林""猛犸象"这些概念，就能立刻和同伴一起狩猎了。

其实，最初的语言就是肢体语言。笔者猜测，这些肢体语言后来逐渐变成了从口腔发出的声音语言。德国哲学家恩斯特·卡西尔（Ernst Cassirer）曾指出不同语言中的某些共同特征，比如表示远处的母音多为a、o、u，而表示近处的母音多为e、i；表示远处的辅音多为d、t、g、b，而表示近处的辅音则多为m、n（《符号形式哲学》恩斯特·卡西尔著）。的确，英语中"distant""far"表示"远"这一概念，"near"表示"近"这一概念。笔者认为，当我们在发a、o、u、d、t、g、b、q这些音时，气息是向前喷出的，而e、i、m、n这些音的发出则需要收住气息，略微闭塞嘴唇。也就是说，发表示远处的声音需要气息向前，发表示近处的声音需要收住气息。另外，日语中表示远处的“とおく”一词需要噘起双唇使气息向前才能发出，表示近处的“ちかく”也是需要收住气息。从这一点可以推测，最初表示“远处”“近处”等概念时需要使用肢体语言，但随着双唇和气息的运动，逐渐形成了最初的声音语言。换句话说，肢体语言进化成了口腔运动，即皮肤的感觉。

有人认为上述这一结论从侧面证明了，世界各国的语言发音的多样性取决于各自所在地区的温度和湿度[47]。研究者们将3700余种语言发音的差异与世界地图做了对照后发现：在温暖湿润的环境下，人们对声带的使用更加自由，所以发音复杂、变化多样的语言比较多，像非洲中部到新几内亚，中国南部到缅甸等地区的语言多拥有复杂的发音。从欧洲到中东地区的语言发音则相对显得单调，因为在寒冷干燥的地区，声带发声不稳定，时而紧张时而颤抖，不能发出丰富的声音。由此可见，语言的发音与其多样性可能与皮肤感觉有关。

文字可以被记录，但声音语言却无法形成化石或被记录在案。我们只能从目前使用的语言中去推测声音语言的起源和变化。

以研究鸟类而闻名于世的细川博昭博士提出过一个颇显浪漫的假说，他认为人类是从鸟类的鸣叫声中先学会歌唱，进而获得了声音语言的能力（《鸟类与人类：交织的文化》春秋社，暂无中译本）。换句话说，音乐和声音语言是同时出现的。说起目前公认的最古老的乐器，是在德国的某处洞穴里发现的3.5万年前的一根带有孔洞的骨笛[48]。这也佐证了语言与音乐是同时诞生的。

从肢体语言转化到声音语言的阶段，人类有可能模仿过鸟类的叫声。语言中先出现的是单词，从幼儿的语言使用中也可以看出，他们一开始只会说单词。而古人类在森林里模仿鸟类的鸣叫声时，会把单词串联起来，由此形成了由多个单词组成的语句。实际上，不管是文章还是音乐，本质上都是随时间变化的连续声音，只有当它作为一个整体被人识别之后，才能传情达意。从这一点看，人类由模仿鸟类的鸣叫声学会了唱歌和语言这个观点倒也有几分真实。

除此之外，细川博士还研究过鸟类叫声对巴洛克音乐的影响。他甚至认为之后的浪漫派音乐——贝多芬第六交响曲《田园》的第二乐章以及马勒的第一交响曲《巨人》的第一乐章，从中能听到布谷鸟的鸣叫声。另外，歌曲也有可能会发展为故事，如《荷马史诗》《平家物语》等作品都是由吟游诗人或卖艺者传诵至今。可见，最初的故事其实都是音乐。2016年，民谣歌手鲍勃·迪伦（Bob Dylan）获得诺贝尔文学奖似乎也是说得过去的。

　　总之，不管经历了何种过程，人类最终掌握了声音语言，并不断进化。

脱离基因桎梏的人类
——数学的诞生

　　笔者认为，人类能够运用语言实现信息传递之后，就开始逐渐脱离基因和身体的桎梏。基因带来的进化并不能让个体生物将通过学习得到的经验传给下一代，能被传递的只有基因变异。虽然部分动物能教给后代某种叫声或动作，但那终究只是一对一的训练而已，而且这种训练也还是基因信息导致的行为，并不是将自己的经验传授给下一代。比如在猴群中，某一只猴子做出一个特定的动作后，其他猴子也会去做与其相同的动作，但这只是边看边模仿而已。这种形式的信息传播范围较小。

　　相比之下，语言的信息传播能在拥有共同语言的集体中迅速展开。语言记忆能力一旦提高，父母就能把自己的经验传授给下一代。

　　人类的语言在最初阶段只能表示物体、距离等现实中存在的事物，但在随后的发展中逐渐可以表达现实中不存在的事物。虽然我们无法确定古人类到底出于何种想法才在洞穴中创作关于动物的绘画，也许他们思考的是现实中的动物。但无论如何，他们想法本身的存在是毋庸置疑的。

最近，在以色列出土了一座1.2万年前的坟墓，从其中的一些陪葬品可以认定墓主人是一位女巫[49]。墓穴内部铺满了石头以及多种动物的遗骨，女巫死亡时的年龄大概为45岁，其全身骨骼以跪坐姿势被埋葬于此。其实，埋葬这一行为本身就证明了当时的人们承认抽象事物的存在。进一步说，墓穴的构造与陪葬品证明了当时的人们相信某种神明或精灵的存在，并且这种存在超越了女巫本身，是人的智慧所不能企及的。

另外，早期的埃及文明、美索不达米亚文明兴起之时，就存在着各种神明信仰。这也意味着，人们在很早的时候就相信，有些事物虽然现实中没有，但存在于言语之中。

不知从何时起，语言在人们的使用中开始了独自的进化。在某些现代人看来，语言最初的成果是一些对于世界的荒唐可笑的解释，如古希腊哲学中的宇宙论。但其实，古希腊哲学直到今天仍然受到人们的广泛尊敬与喜爱。而作为其中一部分的数学则开始另辟蹊径。

　　公元前300年前后，在当时的繁荣城市亚历山大城，一位名叫欧几里得的数学家完成了对几何学的总结。所谓几何学，就是研究平面上的数学，如同一平面上的平行线永不相交（当然，这条公理并不是由欧几里得证明的），平面内三角形的内角和为180度，等等。我们接受的高中之前的数学教育涵盖了欧几里得的几何学。

　　与之不同的曲面几何则被称为"非欧几何学"，它成立于19世纪，与欧几里得时代相差了2000多年。最初提出非欧几何的是俄国数学家罗巴切夫斯基和德国数学家波恩哈德·黎曼。曲面几何认为，曲面上的平行线会在某处相交，凸面上的三角形内角和大于180度，凹面上的三角形内角和小于180度，等等。黎曼确立的几何学还为之后爱因斯坦的广义相对论提供了数学基础。

洞察宇宙的大脑和皮肤

作为一名科研人员，笔者向来无法认同像灵魂那样的非物质性事物的存在。更准确地说，笔者始终坚持从身心二元论以外的立场去思考和论述事物，并探究其中的条件能在多大程度上解释现象、提出假说。虽说如此，笔者也不得不承认——人类的大脑实在奇妙，甚是神秘。

人类可以预测感觉系统无法捕捉的现象，比如预言看不见摸不着的粒子的存在。日本首位诺贝尔奖获得者汤川秀树预测了介子的存在，对质子和中子的结合做了很圆满的解释[50]。后来，研究人员登上安第斯山脉观察到，来自宇宙的各种粒子会飞向地球表面，但质子容易崩坏，因此只能移动到高海拔地区。由此，真正证明了介子的存在[51]。

除此之外，还有爱因斯坦的相对论。爱因斯坦在20世纪初就发表论文，提出过一些经典预言，如重力必使光线弯曲[52]，黑洞的存在，等等。这些观点在当时只是从爱因斯坦的大脑中萌生出的话语而已，在此之前没有任何人触及。但是,在1919年的日全食观测中,人们发现恒星的光束通过太阳上方时发生了明显的偏转[53]。已知恒星的位置不变,这只能理解光在通过质量巨大的太阳上方时,受其影响而发生了偏转。至于对黑洞存在的证明,则是爱因斯坦提出预测100多年之后,被人"拍摄"捕捉才完成的[54]。

量子力学研究者沃尔夫冈·欧内斯特·泡利(Wolfgang Ernst Pauli)与心理学家卡尔·古斯塔夫·荣格(Carl Gustav Jung)二人的著作《自然现象与心灵构造》一书认为,物理学层面上的发现无一不是外部现象与人类内部某种因素的碰撞。对此虽有多种解释,但我们还可以大致理解为,人类的内部也存在着一个"宇宙"。这绝不是一般人的观点,而是某位诺贝尔物理学奖获得者提出的观点。

很早开始,笔者就认为数学就像是连接神与人这两种"宇宙"的一根天线。这里的神并不是那种训导人们好人有好报的神,而是为物理学法则背书并由此创立世界的一种存在。

有一天,笔者发现自己所从事的研究可以对自然界中的未知之事作出预测。

2012年,笔者在数学研究领域获得了来自日本国立研究开发法人科学技术振兴机构（JST）的资助，由此研究角化细胞的应激反应，并根据反应结果构筑表皮屏障机能的数理模型，继而在计算机中模拟人类的表皮[55]。

人类表皮的底部，也就是表皮与真皮的接触面实际上是凹凸不平的。于是小林康明博士等人利用计算机技术将模拟的表皮底部也设置为凹凸状，结果发现，当表皮底部凹凸的程度与年轻人的相同时，表皮明显变厚[56]。

笔者与同事K博士得知这一结果后，用真实的细胞做了实验。因为将培养器的底部直接修改成凹凸状的话会产生额外的费用，为了节省成本，我们试着在培养器的底部铺垫了不少涤纶。通过调整涤纶的粗细与涤纶之间的间隔模拟出了凹凸不平的状态。实验结果显示，当表皮底部凹凸的厚度为50微米、宽度为100微米——与年轻人表皮的凹凸状态一致时，表皮的厚度到达最高值。这一结果说明，人类表皮的底部之所以呈现凹凸不平的状态，是为了保证表皮和角质层的厚实与结实[57]。

相比之下，鼠类的表皮底部不是凹凸状，类人猿的表皮也没有像人类表皮那样布满沟壑。这说明，人类皮肤的防御系统由于体毛的减少变得脆弱，而表皮形状在进化过程中的变化很有可能就是为了弥补这一短板。计算机模

平坦底面上的模拟表面

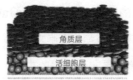

角质层细胞数（个）
824.9
表皮细胞数（个）
1734.0

凹凸底面上的模拟表面

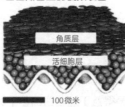

角质层细胞数（个）
982.5
表皮细胞数（个）
2232.5

100微米

平坦底面上的培养表皮

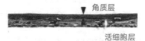

凹凸底面上的培养表皮

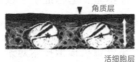

100微米

图6-4

拟的结果也告诉我们，表皮底部的凹凸程度决定了角化细胞与表皮基底膜之间的结合强度，由此我们也可以猜测，表皮进化的关键很有可能在角化细胞之中。

上述生物学现象本是一个未知的事情，但在数理模型与计算机模拟（非超级计算机）的帮助下，我们预测到了这一现象，实现了对未知生命现象的预言。

随后，在我们论文发表的第二年，有人发表了一篇比较人类与猴类的皮肤构造的论文。该论文称，生活在亚非未开发地区的猴类，其皮肤基底部较为平坦，而人类的则显得凹凸不平。但正是得益于这些凹凸不平，人类的表皮才厚于猴类的表皮，变得更加强韧。另外，计算机数理模型的结果也证明了皮肤进化的关键[58]。

笔者一直从物质的角度，论述自然现象究竟能在何种程度上得到说明。虽然如此，数学所具有的预言性对笔者来说，在过去很长一段时间内都是充满神秘的。

不过，通过上述实验，笔者证明了数理模型和计算机模拟技术能够更好地预测培养表皮的生成过程，从而明白了数学方法论与计算机模拟技术对未知现象的预测并非那般神秘。

当然，与粒子、相对论等理论相比，预测培养表皮的形成方式实在是拿不上台面的事，但在预言未知现象这一点上，笔者认为两者是等价的，即使是超级计算机以外的一般用计算机得出来的预言也有可能是有价值的。倘若如此，那拥有远超计算机性能的人脑对未知物理现象的预言也就不足为奇了。

尽管大脑的功能和构造极其复杂难解，但人们对其所做的各种异想天开的预言似乎并没有那么惊讶。据说，爱因斯坦本人在思考相对论时也是脑中先浮现想法，再努力用数学公式表达出来。此外，现代电学基础的奠基者、交流发电与无线操纵系统的发明者——尼古拉·特斯拉（Nikola Tesla），他在发明创造的过程中，也是首先在大脑中预想各种成品。

大脑的预言

　　大脑究竟是怎样预言粒子和宇宙结构的？笔者认为在这一过程中，表皮有可能发挥了某种重要的作用。

　　粒子是以宇宙射线的形式飞向地球的，当其与皮肤碰撞时，可能会发生一些电磁现象。直到21世纪，我们才明白表皮能感知各种化学及物理现象。所以，人类的表皮有可能像感知重力波那样感知必须用巨型仪器才能观测到的现象。

　　表皮在受到来自环境的各种刺激之后，会随之发生化学变化。但追根溯源，这些变化仍然属于量子力学的范围，与隧道效应等物理现象本质上是一样的。笔者猜测，表皮感知到这些现象后，会将信息传至大脑进行模拟。

　　人类拥有语言开始使用文字之后，总结并提出了一系列超越时间的知识与假说。有些假说能在实验和观察中得到验证，但当某种假说不成立时，又会出现其他假说。现代物理学就是在这样的过程中诞生的。物理学的发展给现代人带来了繁荣，这一点毋庸置疑。但是，科技往往是一把"双刃剑"，比如像核弹那样威胁人类生存的武器。

现在，我们从解剖学的角度去看人类文明创建的生物学基础。可以说，人类文明的诞生，一是得益于与环境直接接触的皮肤，二是得益于与皮肤同时进化并不断扩充容量的大脑。不过，这两种生物学特征的形成建立在极其微妙的平衡之上。

而昆虫则选择了与人类完全相反的生存战略。它们全身的皮肤被甲壳覆盖，构成大脑的神经细胞数量也不过100万个左右。虽然如此，但这并不妨碍它们在生存的道路上大显神通：生活在中美洲和南美洲地区的切叶蚁会从树木和其他植物上切下叶子，将叶片用来种植真菌，类似于人类的农业；蜜蜂能向同伴传递复杂的位置信息；蜻蜓能瞬间预测飞行猎物的移动方位；等等。总之，出现于4亿年前的昆虫，到目前为止，种类超过100万种。由此可见，它们限制皮肤感觉、缩小脑容量的生存战略是成功的。

但是与昆虫相比，存活至今的人类有且只有一种，所有的亚种都于数万年前灭绝了。这反映了"皮肤直接接触环境＋扩充脑容量"这种生存战略之贯彻的困难性——皮肤暴露在外界意味着无法招架外部的攻击，过大的脑容

量又十分消耗能量，日益复杂的大脑结构又容易受到伤
害，而且很多人因为大脑的异常，不得不面对生存的危
机，过着痛苦的生活。考虑到这些后，我们可以认为这种
生存战略是危险的。所以，这要求动物必须拥有某种特征
才能生存下去。

意识的出现

　　笔者定义下的生物必须具备广义上的皮肤——划分身体与环境的界限，如草履虫等单细胞生物的皮肤是细胞膜，树木的皮肤是树皮，所以仅由遗传物质组成的病毒不能算作生物。生物在皮肤分隔出的封闭空间里，保障其中的功能持续运行。

　　从热力学的角度来看，一个封闭空间既不能维持旧有的秩序，更不会产生新的秩序，只会愈加混乱。换句话说，其中的熵只会增大。但是生物却不同，只要一息尚存，就能维持体内的秩序，单细胞生物会不断分裂，多细胞生物会繁衍后代；会出现拥有不同外形与生存方式的生物，这就是进化。而在进化的过程中，意识诞生了。

　　对人类来说，所谓"意识"就是对自身以及外界的一种察觉，或者说人类能够认识到自己具备意识。大脑生理学家认为，人的意识是在身体的各种感官信息相互作用下诞生的，这其中既有过去的有意识记忆，也有无意识记忆，总之这些记忆都给意识的构建带来帮助。

人类的意识是一种幻象，它依靠视觉、听觉、味觉、触觉等身体感觉以及过去的记忆，从过去、现在到未来确立自我同一性。

从物质的角度去思考的话，过去的自己、现在的自己、未来的自己其实是不同的存在。因为生物从环境中吸收营养排出废物，显然其构成物质是不断更替的。人的意识，或者说对世界的看法也在各种经历中发生变化。因此具有自我同一性的意识，实际上是在每个瞬间被不断构建的自我幻象。

那么在进化的过程中，意识是何时诞生的呢？

人类看待其他生物和自然现象时往往具有人格化的倾向。比如看到草履虫躲避障碍物和不适宜生存的高温环境，或者看到向日葵的叶片趋光而动，就会想象它们也具有意识。但其实，这些生物并不能利用过去的经验去应对未来。

从这个角度来看，或许最初的意识始于学习能力的出现。有人曾用海兔子去探究记忆功能的构造，那么海兔子究竟有没有意识呢？笔者认为恐怕是没有的。就如前文所述，人的意识产生于身体的各种感官信息的相互作用之下，但海兔子没有类似大脑的系统，也就是说它没有中枢神经，不能从全身收集的信息中生成一种行为模式去应对未来。

至于我们身边的宠物，如猫、狗等，它们能够认识主人，记得自己的名字，看上去具有意识，实际上我们并不能设身理解它们的意识。话说到这里，可能会引起一些爱狗爱猫人士的不满。但笔者还是认为，与人类相比，动物的意识较为简单，它们也无法认识到自身具备意识。

笔者反复强调，在与直接暴露在外界环境的皮肤的相互作用中，人脑得到了扩充。但猫、狗乃至黑猩猩、大猩猩的皮肤构造与人类迥然不同。人类意识的运行得益于皮肤和大脑——面对瞬息万变的外界环境，皮肤能够收集数量庞大的信息；而人的大脑可以通过记忆组合这些信息，去预测此前感觉器官无法感知到的现象。因此与其他生物相比，人类的大脑也显得格外与众不同。

在某些科幻作品中，人们可以把自己的意识收纳到网络系统；在现实世界里，有人认为互联网或者电脑空间也具有意识。目前已经有实验证明，个人的身体感觉或简单的大脑意识活动可以转化成电信号，直接传送到别人的大脑。将来，个人大脑中的意识，或者说神经细

胞集结下具有时空性质的电化学现象，都有可能与他人
共享，甚至被保存到身体外部。

但笔者还是认为，个人的意识是绝无可能完全转移
到电脑空间的。原因很简单，电脑空间没有皮肤。皮肤源
源不断地感知环境信息，并将其传送至大脑，没有这样的
装置，就不可能产生意识。也正因为如此，我们个人的意
识才会时刻流动变化。进一步说，个人意识生于皮肤，附
属于个人的身体且无法被剥离，这就是人类进化的结果。

如今，信息科学的发展势不可挡，以后可能会出现
很多今人无法想象的工学发明。也许到了那个时候，皮肤
的存在反而会阻碍这些发展。

有时，我们会将人的身体与企业、国家等机构画上
等号。笔者就写过，如果大脑相当于董事会，那么皮肤就
相当于在销售一线与顾客接触的推销员。而如果将其比作
国家机构的话，皮肤就是边境线，出入外部的任何物质都
必须受到某种限制。就连民主主义的政治形态也是用"国
籍"这层看不见的"皮肤"去包裹选民。另外，从某种意
义上说，网络的发展暂时消灭了企业、国家的某部分"皮
肤"。过去，在一些封闭的特殊社会里，即使发生了非人
道事件，大部分情况下，我们无法知道事情的全部。但现

在，即使是少数人的呐喊也能跨越国境，传播到世界各地。所以，对依靠暴力的统治者来说，网络是一种威胁。从这一观点来看，也许人类社会中的各种组织终将会丧失自己的"社会性皮肤"。

意识产生的原因及原理

　　这一节，我们进一步谈论意识。关于意识，哲学家、心理学家、精神医学家、脑科学家乃至物理学家都发表过不同的意见。当然，笔者在这里并不是汇总他们的看法，而是提出自己的思考。另外，笔者还需再次强调一个前提：心灵、灵魂、神的意志等无法归纳在现代物理学范畴以内的现象，无法与物质现象相联系的存在，都不在此次探讨范围之内。也许看到这里，马上会有人提出反对意见。但此次探讨只是笔者的一次思维实验，目的只是探究我们到底对意识理解到何种程度，而不是有意去否定心灵、灵魂等非物质性的存在。

　　在不加注释的情况下，意识通常是个人的，或者是说写者的一种现象。虽然我们也常有国家意识、社会意识等表达，但这些是对集体全员或者某一部分成员的意识的一种反映。每个人都有自己的意识，在这种设定下，笔者能够谈论的就是自己的意识。

现在是早上九点，笔者坐在椅子上，慢慢敲击着眼前的电脑键盘。

当打出这些文字时，笔者望了望电脑屏幕右下方显示的时间；笔者既没有站着也没有躺着，而是坐在椅子上；笔者眼前存在的既不是电视也不是书籍，而是电脑；敲击着的——更准确地说，笔者慢慢用手指按下的物体，是一种名为键盘的文字输入装置。笔者一边思索着描述这些状况的文字，一边笨拙地按下键盘。

上面这段话就是描述意识对自己现在所做之事的捕捉。当然，我们用电脑写文章的时候一般不会思考"现在手指按压的东西是名为键盘的电脑装置"这些问题。

从上述描写中我们可以发现，只有当自己主动去察觉自己的所做之事时，才会出现意识对自己所做之事的捕捉。那么我们是如何形成这样的意识的呢？

只有让自己的姿势成为意识的集中对象，我们才会察觉到自己坐在椅子上。我们一般把这一现象称为"体性感觉"，比如臀部依托在某一物体上时，皮肤感觉就会对此产生反应。对时间以及眼前的电脑、键盘的确认，就必须要有以往使用电脑的经验。笔者上小学的时候，既没有电脑也没有文字处理机，甚至没有计算器，所以那个时候自然不可能认识这些。进一步说，意识这一过程需要过去的经验。

笔者提到过，视觉、体性感觉、触觉、听觉、嗅觉、味觉等感觉会和脑中的记忆统一形成"自我"。而当我们驱使自己的意识时，这种"自我"就会立刻出现，大脑会瞬间整理体感信息与以往的记忆，产生幻象。

其实，说到"意识即幻象"这个表述，笔者认为过于模糊，不太赞同。不过，意识所反映的一定是现实吗？

这里，大家只需回想一下早已司空见惯的虚拟现实就可以发现，只需一些小小的提示，我们的脑中就会出现一些非现实的意识。

为什么我们人类会有意识呢？关于这一点，笔者仅从个人的角度做了一些反思。其他动植物也可能具有意识，但是依靠目前科技的水平无法去了解其具体内容，我们只能凭借想象。

自我意识在瞬间诞生，这意味着自我的出现。我们可以在当下察觉到自己的存在，还会不断地产生关于过去的记忆。于是这就有了过去的自我、当下的自我以及未来的自我，意识从过去贯穿到未来，保持同一。但实际上，这种同一的自我只是一种幻象，因为经验会改变一个人，昨天的自己、去年的自己、40年前的自己，这三者是不同的。

　　只有承认不断变化的自我是同一存在，我们才能够相信过去的经验可以作用于未来。进化心理学家尼古拉斯·汉佛莱（Nicholas Humphrey）认为，这就是人类意识诞生的原因，人类由此才掌握了学习与预测等生存技能（《丧失与获得·进化心理学视域下的身心》，暂无中译本）。

无意识与皮肤

　　上一节我们一直在谈论意识，实际上在过去很长一段时间，并没有哲学家、思想家去关注意识。他们将人类的知觉、判断、思考等有关大脑的现象一并归入"意识"的范围内。直到著名心理学家弗洛伊德从科学的角度说明了无意识的存在之后，人们才开始认真思考意识的存在。

　　在弗洛伊德之前，无意识的存在只限于文学作品中的描写。一般人类个体都对暴虐行为有着生理上的厌恶，绝大多数人都不愿意去伤害与自己无冤无仇的人。笔者认为这是记录在人类基因上的某种特点。因为如果无法做到这点，人类互帮互助的集体生活就不可能实现。不过有时也有例外，比如陀思妥耶夫斯基常常会在小说里描写违反这一特点的怪人，像他的名著《罪与罚》中，贵族史比杜里凯洛夫一直欺辱贫穷的弱女子杜妮雅，但向其求婚无果后选择自杀；陀思妥耶夫斯基的另一著作《群魔》中，主人公彼得·韦尔霍文斯基英俊聪慧，但同时生性顽劣，言行暴虐，时常陷入自我否定，最终自杀。

有心理学报告指出，人类天生就具有互帮互助的特性[59]。实验人员预先放置一个球，又设置了一个两人合作互相协助对方获得球的装置，实验对象是两个孩子。也就是说，两个孩子不选择合作是没有办法得到球的。实验结果显示，所有的5岁孩子都会相互帮助轮流得到球，即使是3岁半的孩子也有65%选择合作。除此之外，实验人员还发现黑猩猩等类人猿中没有这种合作。笔者猜测，人类生来就具有合作本能，他们能认识到帮助别人就是帮助自己。也许，这种本能为集体生活奠定了基础。

但是，从20世纪发生的各种灾难中我们也明白了，人类一旦形成集体，就会毫无顾忌地作恶。在上文中提到的《群魔》一书就描绘了身处思想组织中的人们如何丧失伦理观念，预言了20世纪人类酿成的无数惨祸。实际上，这些不幸之事起源于人类的无意识，比如当狭隘的思想被表达成内容空洞的语言后，人类就有可能陷入集体的疯狂。进一步说，在集体中得到正当化的错误意识形成语言后，会让人产生错觉，这种错觉就是近现代历史中的祸根。由此我们也可以看出，无意识的大脑活动反而体现了人类真实的一面，也能更加理解弗洛伊德、荣格为何强调无意识的重要性，以及安德烈·布勒东（André Breton）主张的无意识在艺术中的意义。

芥川奖获得者古井由吉的作品《杳子》就讲述了一位丧失意识认知功能的女性。

主人公杳子看上去文静优雅，实则患有精神分裂症。其中有这么一段情节。作品的讲述者大学生S与杳子约定在咖啡馆见面。S先到之后便等待杳子，咖啡馆的名字写在入口的大门上，三个日语片假名写得很大。不久，杳子来了，她望了一会儿咖啡馆的名字后，突然离开了。此时S慌忙从咖啡馆里出来，在人群中寻找杳子的身影。两人见面之后，面对S的不解，杳子回答道："门口的三个字走近一看，突然不认识了。那些横横杠杠合起来一起认，实在是太难了。"

有时，杳子甚至衣服也不换，把自己关在房间里。于是杳子的姐姐拜托S劝她入院。

"姐姐让我劝你去医院哦。"

"你说去的话，我马上就去。"

"去住院，然后呢？"

"然后我的病就会好呀。"

"病会好？什么意思？"

"病好了就不会让身边的人替我担心了。"

从这段对话中我们可以看出，杏子不仅神志清醒，而且还能够较为客观地认识到自己的状况。后面，杏子又说道："因为你是个正常人，不会明白正常生活的可贵。"

从这句话里，笔者感受到了迎面而来的信息洪流和密集的记忆让生性敏感的杏子始终活在过去，以至于无法形成正常的意识。

另外，因为无法形成正常的意识，杏子能够察觉到正常人察觉不到的事物的细微之处。比如在故事的开头，杏子与S的第一次相见是在深山的溪谷间。之后，杏子回忆这一点时说道："在谷底时不太感觉得到高度，反而山上的岩石更让人觉得高不可及，好像对来到这里的人们带有敌意吧。"

S觉得，杏子十分直白地向自己表达了对山谷的反感。笔者也觉得如此。光凭"山谷"这个词中含有的常识，她是无法得到这种感受的。

在与杏子交往的过程中，S逐渐认识到感官对两个人的重要性。文中写道，全神贯注于皮肤的感受上后，S觉得有那么一根无形的线，联结了自己与杏子的病感。

而杏子也曾说过："我每天活在现实与虚幻的交界之

中，像一块颤抖的薄膜，但也因此有了活着的实感。"

从这里我们可以看出，杳子在与世界或他人沟通时，更多的是依靠皮肤的感受，而不是意识的幻象。

皮肤与记忆

　　许多艺术家、科学家都强调过，发明或创作时重要的不是被语言表达出来的意识，而是意识之前的灵感。那么这种所谓的灵感究竟从何而来呢？

　　在前文中，笔者提到过一个假设：从粒子的发现到宇宙的构造，包罗万象的物理法则，能否再在皮肤与大脑的相互作用中得到说明？对此，笔者列举表皮面对外界环境因子时产生的各种感觉去作为该论证假说的科学性事实。

　　其实，还有其他事实证明皮肤感觉与人类的创造性活动息息相关。比如法国文学家马塞尔·普鲁斯特（Marcel Proust）的长篇小说《追忆似水年华》，据说这部巨作足足用了10000张400字的稿纸。除了少数内容，都是从叙述者的第一人称"我"的角度，描写了"我"的所见所闻、所思所感。笔者购买的这一小说，足足有300多页，不得不说这真乃鸿篇巨制。笔者还是建议诸位多花点功夫通读全本原著，只有这样才能感受其真正的魅力。

在这里，笔者先简单介绍一下故事的梗概。

小说《追忆似水年华》共有七部，从第一部到第六部主要讲述了主人公"我"的青少年时期的回忆：在别墅庄园的经历，在滨海疗养院的热恋，与爱人的相知、相遇、生离死别。还详细描写了在巴黎的晚会上与中产阶级和贵族杂谈的内容。最后一部第七部，则汇总了金句频出的人生启示。

唯有文学，才能让人看懂人生，实现真正意义上的生活；唯有艺术，才能让人走出自我，去了解他人眼中的世界。

崭新的光芒照进了我的心里，那是何等耀眼。我认识到，唯有从这光中才能找到艺术作品丢失的时间，而文学就藏在我过去的人生之中。

…………

综观整部书的内容，我们可以看到一共有三处情节引发主人公的自由联想去追忆似水年华。第一处比较有名，是泡在香草茶里的玛德莲蛋糕的味道，出现在小说的开头部分，有不少人熟悉。这特殊的味道唤醒了主人公关于在别墅庄园度过少年时代的点点滴滴的回忆。

　　第二处是主人公的皮肤感觉。晚会之后回家的路上，主人公在踏上坑坑洼洼的石子路时，瞬间回想起了威尼斯圣约翰洗礼堂内凹凸不平的瓷砖，在威尼斯度过的时光也立马涌上他的心头。

　　最后一处是在滨海疗养院的回忆，主人公在这里开始他的恋爱。有一天，在宾馆擦拭身体时，质地略硬的毛巾令主人公心中沉睡许久的记忆苏醒——原来巴黎贵族晚宴上的用餐巾也是那么地不柔软。由此开始的一系列回忆中，主人公明白了"萦绕在外在知觉的不完美之物被清除之后，自己就会成为远离现实的纯粹的存在，这一刻是多么令人欢欣雀跃"。

　　主人公的这些个人经历也证明了，在唤醒潜藏在人类无意识之中的纯粹记忆方面，皮肤感觉发挥了重要作用。该书的作者马塞尔·普鲁斯特认为，对一个人来说，唤醒似水年华中的记忆是何等重要，因为那才是文学艺术的本质。

无法脱离触觉的人类

　　笔者认为，在人类的诸多感受中，嗅觉、皮肤感觉等身体性感觉是很难用言语去形容的。但人类的意识与语言紧密相连，意识通常可以用语言去表达，反过来说，凡是可以言说的皆为意识。笔者的这一思考与著名哲学家维特根斯坦所下的哲学定义有着几分相似之处。他在《逻辑哲学论》中写道：

　　凡是能够说的事情，都能够说清楚，而凡是不能说的事情，就应该沉默。
　　凡能被思考的东西，都能被清楚思考，凡能被言说的东西，都能被清楚言说。

　　视觉信息、听觉信息和味觉信息可以被言说，而嗅觉、触觉等身体性感觉则难以被言说。关于这一点，我们可以想象自己面对一个陌生人时的所言所想。

"那个男的比我高大概十公分，又比我瘦，细长的脸上戴着无框眼镜，身上穿着藏青色的西装。"

"他低声问我从哪儿来的。"

"他给了我一些糖果。我尝了一颗，酸酸甜甜的。"

但是，一旦让我们去描述这个人的体味，如果不使用"烟臭味儿""霉味儿"等形容词的话，很难做到具体的描写。另外，描写与其握手时的触感时，也很难不去使用"像糙纸一样粗糙的双手""像棉花糖那样柔软"等类似表达。

其实，我们的个人经历会对触觉以及人际关系产生重大影响。比如笔者作为一名性取向正常的男性，同时与一位怒汉和一位美女握手，即使两人的体温、力度甚至摩擦系数相同，笔者的感受还是会有很大的不同。

可见，与视听信息相比，触觉信息更多地涉及个人的经验、意识以及无意识中的记忆。正因为如此，无法从视听信息中构成意识的杳子只能用触觉去感知世界；而马塞尔·普鲁斯特也由此强调，触觉带来的无意识联想能够超越时间，孕育人的意识，创造极具价值的艺术作品。

笔者在前文提过，意识产生于体外信息的处理过程之中，而这套处理装置则随着时代与文化的变化而变化。

触觉与个人经历紧密相连，但同时触觉不能脱离人类的意识产生机制。由触觉所感知到的世界，或者说呈现出来的无意识记忆，反而更有可能向我们展示人和世界的本质。

最近有一项有趣的研究结果显示，尽管眼见为实，但人们还是更相信触觉信息[60]。实验者向若干卡片上各加一个用塑料制成的倒T形凸起花纹，该花纹的水平部分长度为3厘米，垂直部分的长度各有不同。实验参与者可以用手指触摸、用眼睛观察，之后被要求回答每个花纹的水平线和垂直线孰长孰短，并且用数字1～7去展示自己对答案有多大程度的把握，1是没有把握，7是非常有把握。

最终，眼睛观察到的结果正确率更高，但是在信息把握程度上，由触摸判断出的答案正确率更高。可见，人类在进化过程中，尽管不断提高了视觉信息感知能力的精度，但在信息可信度方面，却更加相信触觉。当眼前出现有趣的事物时，人类总是忍不住尝试伸手触摸一下，从这种天性可以看出，人类了解世界时，更加侧重使用触觉，而且无法脱离触觉。这再次说明，人类意识起源于与世界直接接触的全身皮肤这一事实至今仍影响着我们的判断。

笔者认为，人类之所以更相信触觉是受到祖先的影响。失去体毛的人类祖先为了获得正确的信息，会首先尝试用触觉确定。如今，视觉和听觉的信息传递与处理有了质的飞跃，但我们人类依旧更加相信触摸到的东西，也就是说更加相信触觉。

信息工学不断发展，尤其是20多年前出现的网络技术更是以惊人的势头覆盖了全世界。在日本，如今的生活已离不开网络。虽然如此，目前网络技术的可传播信息仍然局限于视觉和听觉。除了视听信息更容易转化为电信号，大概还与近现代以来人们一直重视语言表达出的意识有关吧。

最后

　　细胞膜这层特殊的"皮肤"出现之后，诞生了生命。随后，由多种细胞组成的多细胞生物出现。它们最初形成的组织便是表皮，大多像水母一样拥有最原始的感觉系统与神经系统，感觉器官遍布身体表面的表皮。而构成人类表皮的原始基因就是在约7亿年前形成的。

　　5亿年前脊椎动物出现，为了防止体内水分蒸发，其中有一部分动物的角质层不断进化，或是用鳞片覆盖身体，或是用羽毛、体毛保护皮肤。这些进化使它们能够在陆地上生存。

　　哺乳类动物选择用体毛覆盖全身，其中出现了习惯栖居在树上的灵长类动物。它们的脸部较为平坦，体毛较少，进化出了向前的双眼。

　　随后，有一部分灵长类动物下到地面开始用双腿行走，到了120万年前，终于失去了体毛。从此，他们的皮肤必须直接接触自然界中的一切，这也使他们重新拥有了远古生物的能力——用皮肤感知光、声音乃至来自宇宙的信息。而这些来自外界的巨量信息又促进了他们大脑容量的扩充，他们进而创造出了一种前所未有的生存方式。

但是在这些进化了的灵长类动物中，只有一种存活至今，他们不仅拥有精巧的工具，还获得了语言这种能够超越时空的信息传播手段。随后，他们建立了构造复杂的社会，通过改变环境来求得生存。其中，语言甚至成为探索宇宙的方法。

笔者在所谓发达国家的城市里生活了40多年。尤其在进入21世纪以后，笔者面对的一直都是钢筋混凝土建筑和柏油马路组成的街道，在单位和家里依靠空调去躲避夏季的炎热和冬季的寒冷，对这一切已经习以为常。

声音研究者大桥力博士曾说，早期人类可以用身体表面感知到双耳无法捕捉到的超高周波音，这些高周波包括森林里树叶的摩擦声、小河的流水声、昆虫的鸣叫声等。这些声音作用到大脑之后，不仅可以缓解人类的紧张感，平复人类的内心，还能激活人类体内的免疫系统。

不久前，在日本国立精神·神经医疗研究中心的本田学博士以及放送大学的仁科江美博士两人的介绍下，笔者有幸拜访了大桥博士的实验室。在那里，笔者听到了在婆罗岛的密林中录下的含有超高周波音的声音。听了一阵之后，笔者才领略到其中的神效——声音戛然而止的那一瞬间，只觉得一阵强烈的压迫感从四周的墙壁、头顶上的天花板袭来，不禁令人战栗。

本田学博士告诉笔者，现在我们的生活中已经没有这些声音了。换句话说，城市生活中超高周波音近乎彻底消失了。实际上，从声音环境来看，对久居都市的人来说，所处的环境时常让他们感到有精神压力。对此，笔者也深有感触。本田学博士作为神经科学研究者，一直在探究人类对超高周波音的感知系统，并尝试确认皮肤神经感觉系统是否参与了这一过程，但是直到目前仍没有答案。他对笔者一直强调的表皮角化细胞的种种功能表现出极大的兴趣，很是期待今后的研究。

倘若笔者的祖父祖母，甚至是更早的几代人突然穿越到现代社会，或者那些一直与山川为伴的人突然开始在都市生活，他们很可能会感到巨大的精神压力。

自生命诞生以来，各种各样的生物在其皮肤与环境的交流中一直没有停止进化。在所有陆栖生物中，唯有人类将拥有多种感官的表皮与环境做直接接触，并由此发生了奇妙的进化。目前也唯有人类没有与自身相似的亚种。

遍布世界的人类以改变环境的方式发展壮大。但有时，我们纵观最近200年的历史后会对未来产生些许不安。笔者认为，现在是时候再一次逆风而行回到进化的原点，去重新审视发生独特进化的人类祖先。

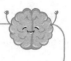

后　记

　　笔者在大学时期研读的是物理和化学，但在误打误撞之下，30年前开始研究起了皮肤。一路走来，能够一直坚持至今，离不开原工作单位资生堂同事的帮助，也离不开外部研究机关同人们的帮助。十分荣幸的是，日本国立研究开发法人科学技术振兴机构主导的CREST计划采纳了笔者的研究，让笔者有机会能够与诸多数学家、物理学家一起展开研究。在此，谨向所有相关人员表示深切的感谢。

　　另外需要说明的是，本书所引用的黑色素细胞、朗格汉斯细胞以及皮肤内神经的照片均由傅田澄美子博士拍摄。书中展示的三叶虫和远古鱼类的化石照片为笔者的个人收藏。

　　本书以进化为主线，虽有诸多研究没有提及，但实际上皮肤之中还有许多令人惊奇的其他现象。笔者期待今后能有机会把这些研究总结之后，再展示给各位读者。

　　最后，从本书的策划到编辑，河出书房新社的高野麻结子女士一直鼓励笔者，为笔者指明前进的方向，对于她的每一步帮助，笔者也在此表示由衷的感谢。

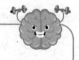

参考文献

全书参考书籍

[1] Roberts A. eds. Evolution. The Human Story[M]. 2nd ed. Penguin Random House, 2018.

[2] マイケル・J・ベントン他.生物の進化大図鑑[M].小畠郁生,日本語版総監修.河出書房新社, 2020.

[3] ケニス・マーフィ,ケイシー・ウィーバー.免疫生物学[M].笹月健彦,吉開泰信,監訳.南江堂, 2019.

前言

[1] Green R.E. et al.（2010）Science 328: 710-722.

[2] Huber M. et al.（2005）J Invest Dermatol 124: 998-1000.

[3] Paladini R.D. et al.（1996）J Cell Biol 132: 381-397.

[4] Lowenstine L.J.（2016）Vet Pathol. 53: 250-276.

[5] Sutoh Y. et al.（2018）Front. Immunol 9: 1059.

[6] Domínguez-Andrés J. et al.（2019）Trends in Immunology 40: 1105-1119.

[7] Denda M.（2012）In "Atopic Dermatitis" eds. J Esparza-Gordillo In Tech, 197-212.

[8] Denda M.（2016）In "Skin Stress Response Pathways: Environmental Factors and Molecular Opportunities" eds. Georg T. Wondrak. Springer, 403-414.

[9] Pruszynski J.A. et al.（2014）Nat Neurosci 17: 1404-1409.

[10] Pang Z. et al.（2015）Pain 156: 656-665.

[11] Takei T.et al.（2013）Exp Dermatol 22: 662-664.

[12] Denda S.et al.（2012）Exp Dermatol 21: 535-537.

第1章

[1] Dodd M.S. et al.（2017）Nature 543: 60-64.

[2] Bengtson S. et al.（2017）Nat Ecol Evol 1: 0147.

[3] Albani A.E. et al.（2010）Nature 466: 100-104.

[4] Bengtson S. et al.（2017）PLoS Biol 15: e2000735.

[5] Brain C.K.B.（2012）S. Afr. J. Sci. 108: 1-8.

[6] Ting S.B. et al.（2005）Science 308: 411-413.

[7] Bobrovskiy I. et al.（2018）Science 361: 1246-1249.

[8] Srivastava M. et al.（2008）Nature 454: 955-960.

[9] Hou X.G. et al.（2002）Proc. R. Soc. Lond. B 269: 1865-1869.

[10] Vinther J. et al.（2017）Nature 542: 471-474.

[11] Smith M.R. et al.（2010）Nature 465: 469-472.

[12] Qu Q. et al.（2015）Nature 526: 108-111.

[13] 松井正文（1996）《两栖动物的进化》，东京大学出版会 7-9.

[14] Barbi M. et al.（2019）Peer J 7: e7875.

[15] Bell P.R. et al.（2020）Current Biology 30: R1068-R1070.

[16] Jones M.E.H. et al.（2009）Proc. R. Soc. B 276: 1385-1390.

[17] Macchi M.M. et al.（2004）Frontiers in Neuroendocrinology 25:

177-195.

[18] Ruben J.A. et al.（2003）Physiological and Biochemical Zoology 76: 141-164.

[19] Luo Z. et al.（1995）Journal of Vertebrate Paleontology 15: 113-121.

[20] Luo Z. et al.（2002）Acta Palaeontologica Polonica 47: 1-78.

[21] Maor. et al.（2017）Nat Ecol Evol 1: 1889-1895.

[22] Berta A.（1994）Science 263: 180-181.

[23] Simmons N.B. et al.（2008）Nature 451: 818-821.

第2章

[1] Roberts P. et al.（2018）Nature Human Behavier 2: 542-550.

[2] Racial & Ethnic Distribution of ABO Blood Types Bloodbook.com.

[3] Li J. et al.（2020）Br J Haematology 190: 24-39.

[4] Marzke M.W.（1992）Hand Clin 8: 1-8.

[5] Harmand S. et al.（2015）Nature 521: 310-315.

[6] Rogers A.R.（2004）Curr Anthropol 45: 105-108.

[7] Wheeler P.E.（1984）J Hum Evol 13: 91-98.

[8] Watanabe H. et al.（2009）Develop. Growth Diffffer 51: 167-183.

[9] Denda M. et al.（2001）Biochem Biophys Res Commun 285: 1250-1252.

[10] Inoue K. et al.（2002）Biochem Biophys Res Commun 291: 124-129.

[11] Denda M. et al.（2008）J Invest Dermatol 128: 1335-1336.

[12] Denda M. et al.（2002）J Invest Dermatol 118: 65-72.

[13] Lisi A. et al.（2006）Electromagn Biol Med 25: 269-280.

[14] Denda M. et al.（2010）Br J Dermatol 162: 503-507.

[15] Tsutsumi M. et al.（2010）J Invest Dermatol 130: 1945-1948.

[16] Tsutsumi M. et al.（2011）Exp Dermatol 20: 839-840.

[17] Ikeyama K. et al.（2013）Skin Res Tech 19: 346-351.

[18] Boutin A.T. et al.（2008）Cell 133: 223-234.

[19] Goto M. et al.（2010）J Cell Physiol 224: 229-233.

[20] Busse D. et al.（2014）J Invest Dermatol 134: 2823-2832.

[21] Denda M.（2011）Exp Dermatol 20: 943-958.

[22] Denda M. et al.（2018）Anthropology 6: 1000199.

[23] Zhu H. et al.（2018）Cell 173: 1716-1727.

[24] Hochner B.（2008）Current Biology 18: R898.

[25] Chiao C.C.（2015）J Comp Physiol A Neuroethol Sens Neural Behav Physiol 201: 933-945.

[26] von der Emde G. et al.（2002）J Physiol（Paris）96: 431-444.

[27] Bhagwandin A. et al.（2017）Frontiers in Neuroanatomy11: 74.

[28] Lyras G.A. et al.（2018）Brain, Behavior and Evolution 92: 167-181.

[29] McNab B.K. et al.（1989）The American Naturalist 133: 157-167.

[30] Terada M. et al.（2016）PLoS ONE 11: e0150801.

[31] Stewart M.E.（1991）Adv Lipid Res 24: 263-301.

[32] Nakata S. et al.（2015）Colloid Surfaces B, Biointerfaces 136: 594-599.

[33] Fluhr J.W. et al.（2003）J Invest Dermatol 120: 728-737.

[34] Shannon J.F.（2020）Medical Hypotheses 134: 109412.

[35] Kamberov Y.G.（2018）J Hum Evol 125: 99-105.

[36] Beier K. et al.（2005）Histochem Cell Biol 123: 61-65.

[37] Kamberov Y.G.（2015）Proc Natl Acad Sci USA 112: 9932-9937.

[38] Feldman Y. et al.（2008）Phys Rev Lett 100: 128102.

[39] Betzalel N. et al.（2018）Environmental Research 163: 208-216.

[40] Maeda T. et al.（2010）IEEE Transactions on Geoscience and Remote Sensing 48: 1768-1776.

[41] Hublin J. et al.（2017）Nature 546: 289-292.

[42] Barham L.S. et al.（2002）Curr Anthropol 43: 181-190.

[43] Rifkin R.F. et al.（2015）PLoS ONE 10: e0136090.

[44] Lin M. et al.（2018）Proc Natl Acad Sci USA 115: 13324-13329.

[45] Kittler R. et al.（2003）Curr Biol 13: 1414-1417.

[46] Joaquín Rodríguez-Vidal J. et al.（2014）Proc Natl Acad Sci USA
111: 13301-13306.

[47] Henshilwood C.S. et al.（2018）Nature 562: 115-118.

[48] Hoffffmann D.L. et al.（2018）Science 359: 912-915.

[49] Kuhlwilm M. et al.（2016）Nature 530: 429-433.

[50] Aubert M. et al.（2018）Nature564: 254-257.

[51] Enard W. et al.（2002）Nature 418: 869-872.

[52] Evans P.D. et al.（2005）Science 309: 1717-1720.

[53] Shea J.J.（2017）"Stone tools in human evolution" Camridge Univ.
Press 84-109.

[54] Bohn M. et al.（2019）Proc Natl Acad Sci USA 116: 26072-26077.

第3章

[1] Elias P.M.（1983）J Invest Dermatol 80: 44s-49s.

[2] Yamanishi H. et al.（2019）J Invest Dermatol 139: 352-359.

[3] Honda H.（1996）J Invest Dermatol 106: 312-315.

[4] Christophers E. & Kligman A.（1964）J Invest Dermatol 42: 407-409.

[5] Baker H. & Kligman A.（1967）Arch Dermatol 96: 441-452.

[6] Tagami H. et al.（1980）J Invest Dermatol 75: 500-507.

[7] Elias P.M.（1975）J Cell Biol 65: 180-191.

[8] Grubauer G. et al.（1989）J Lipid Res 30: 323-333.

[9] Elias P.M. et al.（2013）J Hum Evol 64: 687-692.

[10] Gunathilake R.（2009）J Invest Dermatol 129: 1719-1729.

[11] Hatano Y. et al.（2009）J Invest Dermatol 129: 1824-1835.

[12] Gautam P. et al.（2015）Mol. Biol. Evol. 32: 555-573.

[13] Ya-Xian Z. et al.（1999）Arch Dermatol Res 291: 555-559.

[14] Tagami H.（2008）Int J Cosmet Sci 30: 413-434.

[15] Denda M. et al.（2008）J Invest Dermatol 128: 1335-1336.

[16] Tsutsumi M. et al.（2009）Exp Dermatol 18: 567-570.

[17] Barker A.T. et al.（1982）Am J Physiol 242: R358-R366.

[18] Denda M. et al.（2002）J Invest Dermatol 118: 65-72.

[19] Denda M. et al.（2010）Br J Dermatol 162: 503-507.

[20] Denda M. et al.（2002）J Invest Dermatol 119: 1041-1047.

[21] Paquet F. et al.（1998）Maturitas 28: 221-227.

[22] Tsutsumi M. et al.（2007）Br J Dermatol 157: 776-779.

[23] Nataka S. et al.（2011）Bull Chem Soc Japan 84: 283-289.

[24] Katsuta Y. et al.（2005）J Invest Dermatol 124: 1008-1013.

[25] Nakata S. et al.（2017）Bull Chem Soc Japan 90: 801-806.

[26] Denda M. et al.（1994）Arch Dermatol Res 286: 41-46.

[27] Denda M.（2011）Exp Dermatol 20: 943-944.

[28] Umino Y. et al.（2019）Arch Dermatol Res 311: 317-324.

[29] Umino Y. et al.（2021）Skin Res Tech in press.

[30] Kawai E. et al.（2008）Exp Dermatol 17: 688-692.

[31] Lee S.H. et al.（1992）J Clin Invest 89: 530-538.

[32] Denda M. et al.（1999）Arch Dermatol Res 291: 560-563.

[33] Pallon J. et al.（1996）Cell Mol Biol 42: 111-118.

[34] Mauro T. et al.（1998）J Invest Dermatol 111: 1198-1201.

[35] Denda M. et al.（2000）Biochem Biophys Res Commun 272: 134-137.

[36] Denda M. et al.（2001）Biochem Biophys Res Commun284: 112-117.

[37] Denda M. et al.（2010）Exp Dermatol 19: e124-e127.

[38] Denda M. et al.（2005）Skin Pharmacology and Physiology 18: 36-41.

[39] Fuziwara S. et al.（2004）Br J Dermatol 151: 557-564.

[40] Kumamoto J. et al.（2013）Exp Dermatol 22: 421-423.

[41] Hara M. et al.（1993）Journal of Geriatric Dermatology 1: 111-120.

[42] Ghadially R. et al.（1995）J Clin Invest 95: 2281-2290.

[43] Denda M. et al.（2003）J Invest Dermatol 121; 1557-1558.

[44] Kawai E. et al.（2011）Exp Dermatol 20: 757-759.

[45] Denda S. et al.（2017）Exp Dermatol 26: 276-278.

第4章

[1] Litman GW. et al.（2010）Nat Rev Immunology 10: 543-553.

[2] Nakatsuji T. et al.（2017）Sci Transl Med 9: eeah4680.

[3] Nakatsuji T. et al.（2018）Sci Adv 4: eaao4502.

[4] Council1 S.E. et al.（2016）Proc. R. Soc. B 283: 20152586.

[5] Voorhies A.A. et al.（2019）Sci Rep 9: 9911.

[6] Jiang X. et al.（2012）Nature 483: 227-231.

[7] Wood L.C. et al.（1992）J Clin Invest 90: 482-487.

[8] Denda M. et al.（1996）Arch Dermatol Res 288: 230-238.

[9] Lebre M.C. et al.（2007）J Invest Dermatol 127: 331-341.

[10] Gober M. et al.（2008）Curr Dir Autoimmu 10: 1-26.

[11] Hibino T. et al.（2006）Developmental Biology 300: 349-365.

[12] Murata S. et al.（2018）Nat Immun 19: 923-931.

［13］Li L.Y. et al.（2004）Dermatologic Therapy 17: 219-223.

［14］Kapp F.G. et al.（2018）Nature 558: 445-448.

［15］Tonegawa S.（1983）Nature 302: 575-581.

［16］Bartl S. et al.（2003）Immunogenetics 55: 594-604.

［17］Ortiz M. et al.（2008）Genes and Immunity 9: 483-492.

［18］Rotival M. et al.（2020）Genome Biology 21:3.

第5章

［1］Rycroft R. J. G. et al.（1980）Contact Dermatitis 6:488-492.

［2］Denda M. et al.（1998）J Invest Dermatol 111: 858-863.

［3］Denda M. et al.（1998）J Invest Dermatol 111: 873-878.

［4］Ashida Y. et al.（2001）Br J Dermatol 144: 238-243.

［5］Hosoi J. et al.（2000）Contact Dermatitis 42: 81-84.

［6］Ashida Y. et al.（2003）Br J Dermatol 149: 240-247.

［7］Sato J. et al.（2002）J Invest Dermatol 119: 900-904.

［8］Kikuchi K. et al.（2003）Dermatology 207: 269-275.

［9］Ishizaka K. & Ishizaka T.（1966）J Immunol 97: 75-85.

［10］Folkerts G. et al.（2000）Immunology Today 21: 118-120.

［11］Lynch S.J. et al.（2016）Pediatrics 138: e20160443.

［12］Schröder P.C. et al.（2017）Allergy 72: 604-615.

［13］Ito M. et al.（2019）J Dermatol 46: 515-521.

［14］Kim J.E. et al.（2019）J Clin Med 8: 444.

［15］Palmer C.N.A. et al.（2006）Nat Genetics38: 441-446.

［16］Ipponjima S. et al.（2020）Sci Rep 10: 5515.

［17］On H.R. et al.（2017）Yonsei Med J 58: 395-400.

［18］Thyssen J.P. & Elias P.M.（2017）Genome Biol. Evol 9: 900-901.

［19］Kikuchi K. et al.（2006）Clin Lab Invest 23: 109-113.

［20］Elias P.M. et al.（2008）J Allergy Clin Immunol 121: 1337-1343.

［21］Denda M. et al.（1996）Arch Dermatol Res 288: 230-238.

［22］Shelley W.B. & Arthur R.P.（1957）AMA Arch Derm76: 296-323.

［23］MatthiasJ.etal.（2019）SciTranslMed11: eaau0683.

［24］Ishiuji Y. et al.（2009）Br J Dermatol 161: 1072-1080.

［25］Tsutsumi M. et al.（2016）Br J Dermatol 174: 191-194.

［26］Jeong S.K. et al.（2008）J Invest Dermatol 128: 1930-1939.

［27］Kumamoto J. et al.（2016）Arch Dermatol Res 308: 49-54.

［28］Nakanishi S. et al.（2018）Sci Rep 8: 15610.

［29］Wilson S.R. et al.（2013）Cell l 155: 285-295.

［30］Kumamoto J. et al.（2015）Biochem Biophys Res Commun 465: 26-29.

［31］Tsutsumi M. et al.（2016）Am J Dermatopath 38: 363-364.

［32］Cutler R. G.（1991）Am J Clin Nutr 53: 373S-379S.

［33］Johnson R.J. et al.（2009）J Comp Physiol B. 179: 67-76.

［34］Kuo C.S. et al.（2004）Eur J Clin Nutrition 58: 312-316.

［35］Kitagawa Y. et al.（2017）Nat Immunol 18: 173-183.

［36］Ishida Y. et al.（1992）The EMBO J 11: 3887-3895.

［37］Iwai Y. et al.（2002）Proc Natl Acad Sci USA 99: 12293-12297.

［38］Kodama A. et al.（1999）J Allergy Clin Immunol 104: 173-176.

［39］Arima M. et al.（2005）J Dermatol 32: 160-168.

［40］Garg A. et al.（2001）Arch Dermatol 137: 53-59.

［41］Denda M. et al.（2000）The Autonomic Nervous System 37: 419-424.

［42］Denda M. et al.（2000）Am J Physiol 278: R367-R372.

［43］Aberg K.M. et al.（2007）J Clin Invest 117: 3339-3349.

［44］Takei K. et al.（2013）Exp Dermatol 22: 662-664.

［45］Denda M. et al.（1996）Arch Dermatol Res 288: 230-238.

［46］Inoue K. et al.（2007）J Invest Dermatol 127: 362-371.

［47］Denda M. et al.（2013）Medical Hypothesis. 80: 194-196.

［48］Tyring S. et al.（2006）Lancet 367: 29-35.

第6章

［1］Denda M. et al.（2011）Advances in Experimental Medicine and Biology 704: 847-860.

［2］Denda M. et al.（2001）Biochem Biophys Res Commun 285: 1250-1252.

［3］Peier A.M. et al.（2002）Science 298: 2046-2049.

［4］Chung M.K. et al.（2003）J Biol Chem 278: 32037-32046.

［5］Tsutsumi M. et al.（2011）Exp Dermatol 20: 839-840.

［6］Denda M. et al.（2010）Exp Dermatol 19: 791-795.

［7］Tsutsumi M. et al.（2010）J Invest Dermatol 130: 1945-1948.

［8］Pang Z. et al.（2015）Pain 156: 656-665.

［9］Denda M. et al.（2007）J Invest Dermatol 127: 654-659.

［10］Denda M. et al.（2010）J Invest Dermatol 130: 1942-1945.

［11］Tsutsumi M. et al.（2009）Exp Dermatol 18: 567-570.

［12］Denda M. et al.（2006）Exp Dermatol 15: 455-460.

［13］Denda M. et al.（2010）Exp Dermatol 19: e124-e127.

［14］Oohashi T. et al.（2006）Brain Res 1073-1074: 339-347.

［15］Denda M. et al.（2010）Br J Dermatol 162: 503-507.

［16］Busse D. et al.（2014）J Invest Dermatol 134: 2823-2832.

［17］Nakanishi S. et al.（2021）Biochem Biophys Res Commun 548: 1-6.

［18］Ikeyama K. et al.（2013）Skin Res Tech 19: 346-351.

［19］Denda M.（2016）Extreme Physiology & Medicine 5: 11.

［20］Tsutusmi M. et al.（2009）Cell Tissue Res 338: 99-106.

［21］Goto M. et al.（2010）J Cell Physiol 224: 229-233.

［22］Moehring F. et al.（2018）eLife 7: e31684.

［23］Boutin A.T. et al.（2008）Cell, 133: 223-234.

［24］Lisi A. et al.（2006）Electromagnetic Biology and Medicine 25: 269-280.

［25］Ikeyama K. et al.（2010）J Invest Dermatol 130: 1158-1166.

［26］Denda S. et al.（2012）Exp Dermatol 21: 535-537.

［27］Takei K. et al.（2013）Exp Dermatol 22: 662-664.

［28］Pruszynski J. A.（2014）Nature Neuroscience 17: 1404-1409.

［29］Denda M. et al.（2014）J Acupunct Meridian Studies 7: 92-94.

［30］Denda M. et al.（2002）J InvestDermatol 119: 1034-1040.

［31］Denda M. et al.（2002）J InvestDermatol 119: 1041-1047.

［32］Fuziwara S. et al.（2003）J Invest Dermatol 120: 1023-1029.

［33］Denda M. et al.（2003）J Invest Dermatol 121: 142-148.

［34］Denda M. et al.（2003）J Invest Dermatol 121: 362-367.

［35］Fuziwara S. et al.（2005）J Invest Dermatol 125: 783-789.

［36］Abdo H. et al.（2019）Science 365: 695-699.

［37］Mandelbrot B.（1982）"Fractal Geometry of Nature" W. H. Freeman and Co. 151-276.

［38］Turing A.M.（1952）Phil. Trans. R. Soc. Lond. B 237: 37-72.

［39］Kondo S. et al.（1995）Nature 376: 765-768.

［40］Bejan A.（2015）J Heat Transfer 137: 061003.

［41］Kittler R. et al.（2003）Curr Biol 13: 1414-1417.

［42］Hochner B.（2012）Current Biology 22: R887-R892.

［43］Ogura A. et al.（2004）Genome Research 14: 1555-1561.

［44］Packard A.（1972）Biological Reviews 47: 241-307.

［45］矢野忠等（1990）全日本鍼灸学会杂志, 40: 343-350.

［46］Potts R. et al.（2010）What Does It Mean To Be Human? National Geographic Society 137.

［47］Everett C. et al.（2015）Proc Natl Acad Sci USA 112: 1322-1327.

［48］Conard N.J. et al.（2009）Nature 460: 737-740.

［49］Grosman L. et al.（2008）Proc Natl Acad Sci USA 105: 17665-17669.

［50］Yukawa H.（1935）Proceedings of the Physico-Mathematical Society of Japan17: 48-57.

［51］Lattes C.M.G. et al.（1947）Nature 159: 694-697.

［52］Einstein A.（1911）Annalen der Physik（Leipzig）340: 898-908.

［53］Eddington A.S.（2012）The Crucial Phenomena. In A.S. Eddington（Ed）, Report on the Relativity Theory of Gravitation the Physical Society of London（48-58）. London, UK: Forgotten Books.

［54］Landau E.（2010）https://www.nasa.gov/mission_pages/chandra/news/black-hole-image-makes-history.

［55］Kobayashi Y. et al.（2016）J Theor Biol 397: 52-60.

［56］Kobayashi Y. & Nagayama M.（2016）Mathematical Model of Epidermal Structure. In R.S. Anderssen et al. (Eds.), Applications +Practical Conceptualization+Mathematics=Fruitful Innovation, MathematicsforIndustry（11:121-126）.Tokyo, Japan: Springer.

［57］Kumamoto J. et al.（2018）Sci Rep 8: 17999.

［58］Arakawa N. et al.（2019）Genome Biol Evol 13: 613-628.

［59］Melis A.P. et al.（2016）Psychological Science 27: 987-996.

［60］Fairhurst M.T. et al.（2018）Sci Rep 8: 15604.

图字：01-2022-2682

SURVIVAL SURU HIFU: SHIKOUSURU ZOUKI NO 7-OKUNENSHI by Mitsuhiro Denda
Copyright © 2021 by Mitsuhiro Denda, All rights reserved.
Originally published in Japan by KAWADE SHOBO SHINSHA Ltd. Publishers, Tokyo.
This Simplified Chinese edition is published by arrangement with KAWADE SHOBO SHINSHA Ltd.
Publishers, Tokyo c/o Tuttle-Mori Agency, Inc., Tokyo through Hanhe International (HK) Co., Ltd.

中文简体字版权由汉和国际（香港）有限公司代理
中文简体字版专有权属东方出版社

图书在版编目（CIP）数据

皮肤的进化：人类诞生与繁荣的秘密 / (日) 传田光洋 著；苏小楠, 张景城 译. —— 北京：东方出版社, 2022.11
ISBN 978-7-5207-2632-0

Ⅰ.①皮… Ⅱ.①传… ②苏… ③张… Ⅲ.①皮肤 - 进化 - 研究 Ⅳ.①R322.99

中国版本图书馆CIP数据核字(2022)第168560号

皮肤的进化：人类诞生与繁荣的秘密
(PIFU DE JINHUA: RENLEI DANSHENG YU FANRONG DE MIMI)

作　　者：[日] 传田光洋
译　　者：苏小楠　张景城
责任编辑：王夕月　徐洪坤
出　　版：东方出版社
发　　行：人民东方出版传媒有限公司
地　　址：北京市东城区朝阳门内大街166号
邮政编码：100010
印　　刷：北京文昌阁彩色印刷有限责任公司
版　　次：2022年11月第1版
印　　次：2022年11月第1次印刷
开　　本：787毫米×1092毫米　1/32
印　　张：9.5
字　　数：150千字
书　　号：ISBN 978-7-5207-2632-0
定　　价：56.00元
发行电话：(010) 85924663　85924644　85924641